王彦晖
何宽其——主编

王彦晖谈中医调理

阴平阳秘

YINPING
YANGMI

WANGYANHUI
TAN ZHONGYI TIAOLI

化学工业出版社
·北京·

本书集中医新近研究成果，以阴平阳秘为中医调养的终极健康目标，突出舌象等形象思维的诊断信息采集，诊断上以八纲辨证为纲领，调养上凸显人体整体状态调整的中医辨证论治核心思想，调养手段注重可行、无创及合法。本书分为上篇和下篇两部分，上篇介绍中医基本知识，包括中医学发展简史、中医学对人体的基本看法、诊察方法、六纲辨证和治则治法等内容；下篇介绍中医调养入门，内容包括常见的中医调理方法、常见病症的中医调理、常见体质的中医调理和常见疾病的就医策略选择等内容。本书适合中医爱好者参考。

图书在版编目（CIP）数据

阴平阳秘：王彦晖谈中医调理 / 王彦晖，何宽其主编. —北京：化学工业出版社，2019.1
ISBN 978-7-122-33282-0

Ⅰ．①阴… Ⅱ．① 王…② 何… Ⅲ．①中医学 Ⅳ.①R2

中国版本图书馆 CIP 数据核字（2018）第 258352 号

责任编辑：戴小玲　　　　　　　　　　装帧设计：史利平
责任校对：宋　玮

出版发行：化学工业出版社（北京市东城区青年湖南街13号　邮政编码100011）
印　　装：北京东方宝隆印刷有限公司
710mm×1000mm　1/16　印张9¾　字数185千字　2019年3月北京第1版第1次印刷

购书咨询：010-64518888　　售后服务：010-64518899
网　　址：http://www.cip.com.cn
凡购买本书，如有缺损质量问题，本社销售中心负责调换。

定　　价：49.80元　　　　　　　　　　　　　版权所有　违者必究

本书编写人员

主　编	王彦晖	何宽其	
副主编	钱小燕	张恒鸿	王晨玫
编　者	王彦晖	何宽其	钱小燕　张恒鸿
	王晨玫	李鹏程	钱林超　陈少东
	刘俊杰	奚胜艳	赖鹏华　张绍良
	包凡羽		

前　言

Preface

　　三十年前的一个小型家庭聚会中，一位亲戚感冒一个多月仍然咳嗽不已，我问她：是否治疗了？她说，校医（该亲戚是中学老师）说她感冒了，让她服用银翘丸。我看她舌质淡，建议停服银翘丸，另外处方治疗。再过一周又遇上她，问她病好了吗？她说："没有服你的处方，停了银翘丸，咳嗽就好了。"为何治疗感冒的银翘丸对她不但无效，而且很明显起了反效果？因为中医治疗感冒首先要分寒热，她的舌质淡属于寒证，而银翘丸是治疗热证感冒的药，寒热搞错，当然越治越好不了，停药之后，阻碍身体自愈的因素消除了，就自愈了。在以后的行医日子里，几乎每周都会遇上患者乱服中药伤害身体、加重病情的案例。其中道理，两千年前的《汉书·艺文志》就说得明明白白："有病不治，常得中医。"意思是有病不加以诊疗，相当于得到一个中等水平中医的诊疗，因为即便没有得到中医的治疗，很多疾病也能够自愈；得到上等中医的治疗，病情可以顺利好转；遇上下等中医的治疗，结果往往加重病情。

　　作为一个中医师，我经常被问到一个听了开心又很难作答的问题：我很喜欢中医学，可否推荐几本中医书给我学习？这个看似简单的问题实在不简单，按说推荐教科书应该是最合理的，但是教科书内容繁复，学之不易，君不见整个中医界都在头痛：许多学生读到博士还看不了病。您能够指望患者通过自学成才？更要命的是，中医学这个"有病不治，常得中医"的特点，没有把握中医学关键维度的下医，往往动辄伤人，社会上自学中医的人中不得其利、反受其害者比比皆是。

中国文化有大道至简的特点，所谓"知其要者，一言而终；不知其要，流散无穷"，那么"其要"在哪里？《黄帝内经》说："阴阳者，天地之道也，万物之纲纪，变化之父母，生杀之本始，神明之府也，治病必求于本。""治病必求于本"，这个"本"，就是阴阳二字，阴阳是切入中医学之要的关键。明代张景岳提出诊病要抓住阴阳六变，其实质就是运用阴阳学说辨证病情的表里寒热虚实六个维度，而六个维度中，又以寒热虚实最为根本，无论养生还是临床，只要寒热虚实的基本辨证无误，身体状态的调整就能够取得正向效果。一般下医所犯的错误，通常多是寒热虚实搞反了；有兴趣于中医学的人士，只要寒热虚实能够辨证正确，也就可以得到中医学的基本好处。举个例子，一个朋友腰痛几个月，告诉我他自服西洋参而愈，中药书都没有记载西洋参可以治疗腰痛，为何他服了有效？因为他是肾虚腰痛，西洋参虽然不是专门补肾壮腰的药，但是是补药，大方向正确就有效了。

我们建议具有一定文化修养，对中医学感兴趣的人士，注意以下六个了解中医学的关键学术角度，这样可以得到一个短时间受益于中医学的机会。

1. 阴平阳秘的健康目标

一个附属医院的西医主任医师患晚期肺癌，找我用中医治疗，她说："我按照规定每年体检，为什么还得了肺癌？"我说："您的舌质颜色非常紫，按照我的判断您处于容易患癌的严重瘀血状态已经很久了。"她说："是呀，近十年来我也注意到我的舌头很紫，但是不知道什么意义。"可见在癌症的诊断上，没有中医学的参与是不完整的。完整的诊查和判断健康需要三个角度：①本人自觉健康，没有任何不适；②西医学角度健康，主要通过各种基于化学、物理和生物的现代仪器设备检查；③中医学的各种"象"正常。如果三个角度的结果都较为健康，中医学称为阴平阳秘，阴平阳秘是一种哲学表述，必须具体化后才有意义。

2. 以整体状态为基础

中医学有两个关键学术角度，即辨证论治和整体观，辨证论治的基础是"证"，证的实质是人体的整体状态，尤其是身体内环境的状态。

2013年11月份我家养的红鹦鹉（热带鱼）突然都病了，浑身长满白色的霉菌，一看鱼缸温度计才23℃（此类热带鱼的最佳生长温度是25~30℃），急忙打电话向鱼店的老板咨询，得到三个指示：①水温低了一些，鱼的体质下降，生病了，要尽快换水提高水温。②低温正好适合这类白色霉菌生长，提高水温可以抑制霉菌的生长。除了提高水温，还可以加入适量盐。我问：红鹦鹉不是海水鱼，为何加盐？答曰：加入适当的盐，鱼儿不会死，但是白色霉菌会死掉。③再不行加点抗生素。我想鱼缸内环境状态、热带鱼健康和霉菌的关系不正是中西医的病因病机？对于红鹦鹉这种鱼而言，鱼缸水温25~30℃就是阴平阳秘的最佳状态，低于25℃就得了寒证，冻得动不了，而23℃的温度是白色霉菌的阴平阳秘温度，结果鱼儿身上长满白色霉菌。治疗上提高水温和提高水中含盐量的办法，不就是中医调整身体内环境状态的办法——提高水温将鱼缸内环境调理到对红鹦鹉"阴平阳秘"的状态，自然正气（红鹦鹉）恢复正常功能，邪气（白色霉菌）逐渐消退。而直接用抗生素的方法自然就是西医的办法，结果换上新的温水，加上少量盐，鱼儿就又活蹦乱跳了。实际上，人体也相当于一个大鱼缸，平衡的机体内环境状态里所有正常细胞、组织和器官（正气）得以正常生长和正常运行其功能，而致病微生物、肿瘤细胞则处于被抑制状态，身体健康。失衡的机体内环境状态下，正常细胞、组织和器官（正气）处于生长和运行的不利状态，而某些致病微生物、肿瘤细胞（邪气）得到相对有利的条件，因而疾病产生、发展。任何疾病的发生、发展都与整体状态息息相关。

人体内存在水、电解质、自主神经平衡等生理病理规律，也存在寒热虚实五藏经络平衡等生理病理规律，中医学正是发现运用了寒热虚实等人体内环境状态平衡的关键维度，通过调理机体内环境的状态平衡，达到养生、防病和治病的目的。由于中医学的学术角度是人体整体状态，也就是关心整个鱼缸的内环境状态，而不是仅仅生病的某条鱼或鱼的生病部位，中医学的辨证论治是建立在整体观之上的，即便是谈到局部，仍然是整体基础上的局部观，脱离整体观认识的局部治疗往往导致误治，比如何首乌可以使有些患者的头发变黑，但是只对肝肾阴虚者有效，整体不是阴虚证的白发患者误用何首乌，不但无效而且常常导致肝损害。为了使读者简练、有效地把握中医学的精髓，本书坚持用宏观整体的角度介绍中医学知识。

3. 以形象思维为基础

几年前我院病理学的钱教授感冒咳嗽一个月不愈，找我看病，处方之后，她说："王老师，你看病信息很少呀！"我说："何以见得？"她说："您才问一句'你咳嗽多久'就开方了。"我回答："钱老师您讲到了一个很有意思的问题，就是中医的信息从哪里来？我确实只通过问诊知道你咳嗽一个月，但是你右关脉虚、舌苔少说明您脾气虚；舌质淡说明您偏于寒证；舌形大小适中、左脉柔和有力，脉象有根、舌形正常说明您先天肾气较为充足，所谓先天是指人体发育前后的时段，说明您小时候的家庭条件不错，营养充足；左脉柔和说明您情绪稳定、性情温和……"她惊讶地说："讲得很准呀，原来你们中医是这样看病的。"国医大师李士懋在《脉学心悟》中说："脉诊提供50%～90%的中医辨证信息。"中医学以形象思维为主要思维方式，一个精通形象思维的中医师，其主要信息来源是"象"，即通过脉象、舌象、耳象等把握生命整体状态的信息。现在数码相机普及，舌象的记录、保存和复制方便，我们舌诊研究团队从2000年开始收集了几万张舌象照片，出版了专著三部，积累了丰富可靠的经验，因此本书以舌象为基础，通过舌象，读者可以在寒证、热证、瘀血、痰湿、脾虚、肝气郁结等关键基本证的辨证上找到依据，在养生和疾病调理中不至于南辕北辙。形象思维不但对中医信息的收集起主要作用，对用药也起直接作用，比如舌质红绛少苔而且干燥，一定是阴虚证，如果有咳嗽，通常就是肺阴虚证，燕窝就是此种病证的好药。右关脉虚是判断气虚的主要证据，比如上述钱老师的右关脉虚+，我一般会用党参10～12克，如果脉虚++，用党参20克；复诊时如果脉象正常了，党参就不用了，脉象仍然虚，党参还要增量，右关脉象的虚的程度是用补气药的重要参照标准。形象思维是理解中医学理论的钥匙，形象思维与逻辑思维相比较具有信息量大、整体模糊、瞬间完成、主客体不分等特点，整体模糊、信息量大的特点使之适应中医学诊断需要上知天文、下知地理、中通人事的大信息量要求，定性基本清楚、定量模糊的诊断结果，通过下次的反馈调节达到最终的精确结果，整个过程与导弹打飞机相仿，发射时只是瞄准大致方向，行程中通过不断反馈修正达到最终结果的精确。形象思维主客体不分的特点导致对同一病人的舌脉象诊察结论不同医生差异大，学习过程强调悟性，就像学骑自行车有的人学1～2次就会了，有的人一辈子学不会。

4. 以八纲辨证为基础

中医学除了八纲辨证，常用的还有脏腑辨证、气血津液辨证、卫气营血辨证、三焦辨证和六经辨证，本书特别强调八纲辨证，尽量少涉及其他辨证方法，避免读者抓错重点，误入歧途，进入流散无穷的境地。传统的八纲辨证内容是阴阳表里寒热虚实，通常阴阳只是总纲，也就是把握其他纲的手段，具体应用落实在表里寒热虚实六纲。所谓纲，就是判断整体状态的关键维度，是客观存在的生命规律，把握了这些规律，就可以调整生命发展的方向。诊断上把握住了纲，整体状态的把握就获得了正确的方向；治疗上调理好了纲，身体就获得了向健康发展的状态。纲需要有高度的整合性，也就是尽量满足所有情况的辨证要求，由于内伤病没有表证阶段，因而表里辨证没有用武之地，通常八纲辨证中的寒热虚实辨证成为重中之重。中医学以气立论，气机升降出入无疑是辨证的关键维度。笔者建议辨证应均以寒热虚实升降辨证为纲，也就是每次辨证都要判断性质或寒或热，或虚或实，气机或升或降，外感病再加上表里辨证，这种辨证认识更加全面合理。

5. 可行、无创、合法为治疗手段的选择原则

中医学的治疗手段丰富多彩，但是针灸有侵入性，中药不便百姓使用，本书调理和治疗手段的选择以可行、无害、无创、合法和有效为基本原则。中医学历来药食同源，食疗有效易行；耳贴疗法简单易行，对许多病有效，且不产生伤害；推拿按摩、艾灸广受欢迎，家庭成员相互推拿还能增进感情。这些方法安全有效，为各国法律文化所接受。千万别小看这些方法，我校一位领导十年前患上糖尿病，当时舌质紫，舌苔黄厚腻，辨证为湿热加瘀血证，建议每天服三七粉3克活血化瘀，主食中大量加入绿豆清热祛湿，数年后病情稳定，舌苔变为薄白苔，建议绿豆换成山药为主食，结果现在西医各项检查全部正常，中医舌象和脉象也非常好，身体几乎达到阴平阳秘的状态。我自己有个习惯，平时上火，最常用的方法是吃西瓜、梨子等凉性水果，既好吃又速效。

6. 注意中医学理论的特点

中医学理论与现代科学理论的不同，大部分现代科学理论基本上都是基于人类近现代发现的自然规律之上，理论比较具体、严谨，逻辑清楚，各要素的关系大约是：问题—机制—解决方案，机制比较能够直接指导解决方案。中医学诞生于古代，使用当时的元气论和阴阳五行理论作为构建中医学理论的基础，中医学是以效用为导向的理论，各要素的关系大约是：病症—解决方案—理论，理论也反映了事物的一定客观规律，但是更主要用于联系病症和解决方案，临床上起到了路标的作用，就像商品上的商标，不是商品本身，但是能够引导消费者。这些理论具有抽象、宏观、哲学特

征明显的特点，每次使用都需要一个具体化的过程，极其容易张冠李戴，很多人认为中医学易学难精，所谓"易学"大概这是因为大凡中国人对阴阳五行的概念都不陌生，以为懂得阴阳五行的一些概念就了解中医学，实际上好像以为懂得0和1就懂得计算机一样，计算机确实是建立在0和1的运用上，但是0和1组成的数字的意义可不那么简单。中医学看似易学，实则难学。

从医至今已经四十年了，我对中医学的认识可以概括为三部曲：第一部，怀疑阶段。在对中医学没有什么认识的基础上读了中医专业，大一期间发现中医理论"胡话连篇"，阴阳五行类似算命理论（当代只有中医和算命还以阴阳学说作为学术语言，既说明了阴阳学说的科学性，也说明了人体科学的复杂性）。生理病理完全没有实验依据，颇有"误上贼船"的感觉，许多同学通过各种办法转专业，当时同学有写"小字报"批评中医者。第二部，彷徨阶段。在不得已中苦学中医，大四大五之后通过自己的临床实践和他人的临床疗效发现中医的价值，逐渐安下心来学习，比如有一次在厦门市第一医院内科病房实习，有位病人泄泻一个月不愈，查房中我对带教的张主任说，也许中药有效，张主任虽然是老西医却鼓励我试试，结果三剂藿香正气散加减方用后，患者痊愈出院。第三部，笃行中医。在经历数十年的临床摸爬滚打和中西医比较后，发现中医药不但有效，而且许多病症的疗效高出西医许多，用得顺手了，居然有孙悟空得到金箍棒的感觉，开始坚信中医这门有效的学问背后一定有内在的道理，进而笃行中医，我坚信中医学是伟大的科学，人类在100年内应该可以理解、完全接受中医学。中医学的学科基础基于一系列人体生理病理规律的重大发现和发明，比如寒热虚实证的存在及其解决方案，这些发现年代久远、语言晦涩、日用不知，但是极其有效，有一次自己感冒了，微微恶寒怕风，流清鼻涕，我煎了一剂桂枝汤，捧着温热的汤碗，一股热流由手心流淌到全身，端详着犹如上等红茶的汤色，慢慢咽下，芳香的气味由口鼻直达脑门，甜中带苦的热流顿时由胃中慢慢散开，症状在十五分钟内基本缓解。当时我想桂枝汤治疗这种病证真是达到人类能想象的极致，如茶叶、咖啡一样纯天然、芳香美味、赏心悦目，治疗和享受完美结合。

本书在编写过程中力求完整解读"证"，言简意赅地阐述"象"（特别是方便掌握的舌象），提供安全、有效的传统调理方法，以期能帮助中医爱好者读懂中医、懂得调理。由于编者水平所限，书中不足之处，敬请批评指教。

本书的出版，也得到中联永亨集团有限公司董事长林瑞龙先生和澳门何鸿燊医疗拓展基金会的大力支持，在此致以诚挚的谢意！

厦门大学医学院王彦晖

2018年冬

目　录
Contents

中医基本知识入门

下篇

中医调养入门

1　中医学发展简述

　　人类的生产活动必须具备三大要素：生产者、生产对象和生产工具。医学活动的生产者是人，即医生，生产对象是人的健康疾病问题，此两者亘古不变，变化的只是工具。2500年前，古代中西方的生产工具水平相近，决定了中西方的医学发展水平也相近，大致均有以下特征：①具备简单的大体解剖知识和手术技术（图1.1）。②使用草药针对症状进行治疗。由于解剖知识仅限于对主要器官的外观了解，完全不知细微结构，基本不知其中的生理病理，对疾病的本质缺乏深入了解。治疗主要根据症状进行，总体疗效不高。这种情况在欧洲持续了上千年，直到文艺复兴的思想解放和工业革命的技术解放才带来转机。19世纪后科学家通过显微镜发现细菌，进而发现各种针对细菌致病的免疫防疫和抑菌抗菌的方法和药物。西医学借助于各种向微观世界进军的工具，取得突飞猛进的发展，进入现代化进程。

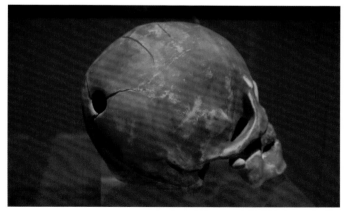

　　图1.1　距今5000年前手术过的头颅骨（出土时间：1985~1996年；出土地址：山东省东营市广饶县傅家村）

中医学的革命发生在至今2000多年前的《黄帝内经》时代，但由于科技水平的限制，从解剖学入手的医学道路在中国的发展与西方一样停滞不前，甚至逐渐遭到废弃。中医学的发展如大江大河的奔流在遇到不可逾越的障碍时，转个头，自然而然地走上了以整体信息的观察、分析、归纳和反馈调控为手段，以整体功能状态为主要观察对象，进而实现人体整体状态调控的发展道路。

孔子、老子们生活的春秋战国时期，中国出现了长达500余年的百家争鸣局面，这种思想的交流与碰撞，奠定了中华民族丰厚的思想和文化基础，也促进了中医学的发展，其成就集中体现在《黄帝内经》。该书不但有详尽的解剖知识，更可以看到后来中医学的雏形。《黄帝内经》虽然不是一本可以直接指导临床的书，但是它揭示中医学已进入这样的发展水平：以元气论为了解自然和人体的思想模型，以阴阳学说为分析、把握客观事物的工具，以五行为联系、统筹、运用万物的系统，以信息反馈和细腻的内视反观体验为观察手段，以活生生的正常人和病人为观察对象，以研究人体整体状态为主要任务，以调控人体寒热虚实和气机升降为主要防治方法。

东汉末年，中医学在经历了数百年的探索之后，终于完成了从庞杂、混沌的思想探索阶段到简约、高效的临床应用阶段的伟大转变。《伤寒论》的出现，标志着辨证论治大厦的恢弘主体宣告落成。《伤寒论》之后，历代医家在辨证论治领域进行了更深、更广的拓展，使其适用范围进一步扩大，理法方药不断丰富完善，可以说，迄今为止的中医学发展，只是在于发展、完善和充实《伤寒论》所创立的辨证论治体系。

刘长林指出："认清了中国和西方两个本质不同的科学传统，也就自然地明白了为什么中国古代科学如此发达，西方近代科学却没有诞生在中国。不仅如此，即使到了今天，用成熟的西方近、现代科学也不能解释中医，不能解释中国科学传统。因为它们认识的出发点和大方向不同，不是一条道上跑的车，不是古代和现代的前后关系，而是两个并行的认识源流。"（从时间到自然整体：天下随时，道法自然，立象尽意——《内经》认识时间之三原则，中国中医药报2010年12月2日）

中医学的发展一直沿着这种方式进行：面对存在的问题——在系统而模糊的理论指导下，寻找解决问题的方法——找到一个不确定的解决方案——通过反复试错、不断反馈确定最佳的方法——用理论模型阐述问题和解决方案之间的联系。在这个多因素的模糊试验中，各种要素虽然都是客观的但是是模糊的，因此需要非常长的时间和非常多的参与者，才能像大浪淘沙一样留下一些结论。中国气候地理丰富多彩的广袤国土，提供了足够的各种动植物药资源，长期大一统的国家形态，保证了中医学实践的参与者众多，内部的交流密切，长时间的试错、反馈和经验积累成为可能。中国文化的研究多数以实用作为起点，真正的学问家十分慎于理论，这是基于对真理相对性的深刻认识和道法自然的基本要求，正如《道德经》开门见山地说："道可道，非常道；名可名，非常名"，任何道理都是有缺陷的道理。中医学理论的首要作用是联系病症和治疗方法，其次才是解释各种相关的机制。中医学中一种新理论（通常是一种新的理法方药的耦合链）的提出到基本被广泛接受的周期很长，一般以近千年为单位。从中医理论的成长周期看，全球唯有中华文化具有产生中医学的可能，因为以汉字为基础的中华文化，基本结构极其稳定，1000年后的人可以基本没有障碍地读懂前人的著作，与其进行有效的思想沟通。中医学的发展目前处于浴火重生的过程中，这是因为现代科技和中医传统的冲撞以及中西文化的冲撞，使中医学的发展遇到了无数的困难。但是若从中医学发展的条件看，在现代，人类社会的信息传播获得极大发展，这为中医学这类长周期学科的发展提供了足够的资料积累和充分的交流条件，同时，世界范围内的大量中医实践，必定会促进并加快中医学以自身的发展规律和发展周期前行。

国学大师梁漱溟曾在20世纪30年代指出："凡是学问，皆有其根本方法与眼光，而不在乎得数，中医是有其根本方法与眼光的……所以说中医是有其学术上的价值与地位，惜其莫能自明。"[1]中医学在21世纪的今天仍然能够以其卓尔不凡的形象独立于世，得益于其具有其他生命科学和医学所没有的观察生命和疾病的独特视角，及与之相联系的独特思维方式和一套针对所观察到的问题的独特解决方案。总体上，西医是"自物观物"，从解剖的物质层面切入认识生命，重视组织结构，并在此基础上探讨结构与功能关系，试图通过改变物质结构达到对功能的控制。中医是"自道观物"，从整体信息层面切入认识生命，重视信息反馈，并在此基础上探讨信息与功能的关系，试图通过信息反馈达到对功能的控制。中西医都关注功能，但是角度不同：中医遵循"整体信息→系统功能→子系统功能"的路径；西医遵循"解剖结构→局部功能→整体功能"的路径。费孝通先生提倡不同文化之间"各美其美，美人之美，美美与共，天下

[1] 梁漱溟. 朝话. 北京：世界图书出版公司北京公司，2010：141—150.

大同"。随着人类的进步和科学的发展，中西医之间一定会由各美其美而天下大同，不久的未来医学界已经没有原创地域名称的中西医之分，中医学将以整体状态调整医学的面貌融入世界医学之林。鉴于疾病中整体状态失调的普遍性，当今医学的绝大多数学科，都能得到"整体状态调整医学"的帮助，比如，癌症的患者，既接受以消灭癌细胞为目的的手术、放疗和化疗，又得到从寒热虚实升降藏象入手对整体状态的调整。可以展望，由于整体状态调整医学的融入，未来的医学对各种疾病的临床疗效必将大为提高，人类医学事业也将步入全新的境界。

2　中医学对人体的基本看法

2.1　阴阳五行学说

阴阳五行学说是产生于中国古代的哲学思想，曾经是中国文化各领域的主流理论，现在仍然为中医学所运用。

2.1.1　阴阳学说

阴阳学说是源于自然规律的哲学思想。《素问·阴阳应象大论》说"阴阳者，天地之道也，万物之纲纪，变化之父母，生杀之本始"。阴阳学说来源于对自然现象的观察，阳光照射到的地方称为"阳"，阳光照射不到的地方称为"阴"。在有阳光的相对明亮、相对温暖的白天，地气向上蒸发，而没有阳光的相对黑暗、相对寒凉的夜晚，则天气向下沉降；地气上升于天而成云，云积到一定程度便形成雨而下降于地；位于南面和上面的光照充足而明亮温热，位于北面和下面的光照不足而黑暗寒凉；动物多是白天出动而夜间安静……随着人们对这两类自然现象的观察不断深入，阴阳概念的内涵也就不断地扩展，阴阳的概念中便逐渐增加了明与暗、热与寒、昼与夜、上与下、升与降、南与北、动与静等相对属性的内涵。阴阳学说具有以下规律：①春夏与秋冬、昼与夜、气候的寒热燥湿等自然现象既是对立的又是统一的；②这些既相互对立又相互统一的两个矛盾方面又都以对方的存在为自己存在的前提；③这些既相互对立又相互统一的两个矛盾方面又都可以在一定的条件下向相反的方面转化；④这些既相互对立又相互统一的两个矛盾方面中又都包含着无限可分的矛盾方面；⑤阴阳统一体内存在自和、自平衡的关系。

阴阳学说被用以说明人体的组织结构、生理功能及病理变化，并用于指导疾病的诊断和治疗。

2.1.2　五行学说

五行学说也是发端于中国古代的一种哲学理论，在中医学中实际上起了运筹学的作用，它将自然万物通过五行进行归类，以便运用。根据五行学说，凡是具有生长、升发、条达、舒畅等作用或性质的事物，均归属于木；凡具有温热、升腾作用的事物，均归属于火；凡具有生化、承载、受纳作用的事物，均归属于土；凡具有清洁、肃降、收敛等作用的事物则归属于金；凡具有寒凉、滋润、向下运动的事物则归属于水。五行之间存在相互关联、相互制约的关系。五行学说作为理论模型，成为构建中医学理论体系的基本框架。五行与自然界和人体的对应关系见表2.1。

表2.1 五行与自然界和人体的对应关系

自然界						五行	人体					
五味	五色	五化	五气	五方	五季		五脏	五腑	五官	形体	情志	五声
酸	青	生	风	东	春	木	肝	胆	目	筋	怒	呼
苦	赤	长	暑	南	夏	火	心	小肠	舌	脉	喜	笑
甘	黄	化	湿	中	长夏	土	脾	胃	口	肉	思	歌
辛	白	收	燥	西	秋	金	肺	大肠	鼻	皮	悲	哭
咸	黑	藏	寒	北	冬	水	肾	膀胱	耳	骨	恐	呻

2.2 藏象学说

藏象和经络学说的实质是从信息和整体功能角度对生命的一种认识，是中医学的核心理论。藏象学说以阴阳五行为基本理论框架，以五藏代表全身的五个功能系统。心、肝、脾、肺、肾在解剖学里是实体脏器，在藏象学说里则是系统的名称。如果将人体比喻为电脑，解剖学上的脏腑像是硬件，中医学的藏象更像软件。藏象学说只有在活的人体上存在，就像电脑的所有功能，关机后都不存在。

2.2.1 肺藏

肺藏的功能及其病理表现：

主气司呼吸，功能失调：气短、气急、咳喘。

开窍于鼻，肺气不宣：鼻塞。

司声音，肺的功能失常：声嘶、失音。

合皮毛、主卫外，功能低下：自汗，容易感冒，皮肤质量差。

肺为水之上源，功能失常：水肿、痰涕。

居上焦胸中，肺气不通：胸痛。

肺与大肠相表里，大肠失常：便秘，泄泻。

中医学对肺的认识包含如下事实：至今有些青蛙还没有肺，而靠皮肤呼吸，肺是从皮肤进化而来的；皮肤上有无数微生物，大肠也有无数微生物。肺、皮肤、大肠都是身体与外界接触的器官，组织学上也有密切的联系，中医学在2500年前就将它们归纳到一个系统确实令人惊叹。

2.2.2 肾藏

肾藏的功能及其病理表现：

腰为肾府，腰以下属肾，肾主骨、主齿，肾精不足：腰酸腰痛，胫膝酸软，足跟酸痛，健忘，呆钝，齿摇。

主生长、发育，肾精不足：生长发育迟缓，早衰，五软、五迟。

主生殖，肾精不足：阳痿、遗精，经闭、不育不孕。

主津液的气化，司二阴，功能低下：水肿，尿少，尿频，尿闭。

帮助肺的呼吸、主纳气，功能低下：呼吸表浅，呼多吸少。

开窍于耳，肾精不足，耳和髓海失养：耳聋、耳鸣、健忘。

其华在发，肾精不足，头发失养：发白，脱发，发枯。

尺脉和沉取脉反映一身根本：肾为先天之本，肾虚则尺部和重按无力。

肾与膀胱相表里，膀胱气化失司：尿频，尿急，尿痛，小便不利，癃闭，小便余沥不尽。

中医学对肾的认识包含着非常深邃的科学内涵。进化医学提示我们，人类的许多疾病与进化后不适应有关。人从四肢行走的动物进化为一双后肢行走的直立动物之后，许多器官不能适应直立状态的要求。例如，人直立行走后，上肢解放出来了，下肢却负担大了，腰以下的所有器官组织，由于不适应直立的状态，都面临代偿能力不足的问题；大脑不成比例地发达了，越是极端发育的器官越是脆弱，大脑是身体最不耐缺氧、最早衰老的器官。中医学基本上将人体的所有进化薄弱环节和容易衰老的环节归类在一起，称为"肾"，通过补肾解决进化带来的先天难题。中国武术的无数门派，都以站桩为基本功，练站桩可以有效地强化进化的薄弱环节——腰以下的组织。2500年前，达尔文的进化论还不见踪影，但是中医学从应用入手解决了人体的进化问题。

2.2.3 脾藏

脾藏的功能及其病理表现：

主运化水谷，运化失常：食欲缺乏，腹胀、便溏。

主生化气血，气血生产不足：少气、倦怠、消瘦。

运化水湿，水湿不化内停：湿，水肿，痰，饮。

脾主升清，脾虚气机下陷：眩晕，疲乏无力，内脏下垂。

主统血，脾不统血：出血。

开窍于口，功能低下：口淡无味，食欲改变。

脾与胃相表里，胃气以降为顺，胃气上逆：呕、恶心、嗳气、呃逆、脘胀脘痛。

脾藏与消化系统关系最为密切，又超出消化系统的范畴，是对整个物质代谢过程的概括。营养物质从饮食入胃、到肠道消化吸收、到最后成为细胞一部分的过程均属于脾胃的功能范畴。值得注意的是，解剖学的肝脏，由于是消化系统的腺体，自然也应当归入脾胃范畴。

2.2.4 肝藏

肝藏的功能及其病理表现：

肝主气机的疏泄：肝气不能疏泄，情志不畅则忧郁、易怒；肝气不能疏畅脾胃气机运行（木不疏土），则腹胀，泄泻，恶心，呕吐，呃逆，嗳气。

肝经气机不畅，不通则痛：胁痛、乳痛、少腹痛。

肝主筋和爪，肝藏失调致所属器官失养：抽搐，角弓反张，筋脉萎软，不耐劳动，肢体麻木。

肝开窍于目：肝病容易伴有目疾。

肝主藏血：肝藏异常可能见出血症。

肝气容易上逆：头痛、眩晕。

肝胆相表里：胆汁不循常道而外溢则黄疸、口苦。

肝胆气机紊乱、扰动心神：惊悸、失眠、多梦。

肝藏与解剖学的大脑边缘系统（负责内脏活动、个体生存、种族繁殖、情绪精神记忆，与大脑皮质的"思考大脑"相对，是情绪的大脑）、自主神经系统和内分泌系统的功能最为密切，肝气郁结证与这些系统参与的应激反应关系密切。应激反应是机体遭到外界强烈的刺激后，经大脑皮质综合分析产生的一系列非特异性应答反应，如神经兴奋、激素分泌增多、血糖升高、血压上升、心率加快、呼吸加速等，出现诸如失眠、持续疲劳、乏力、食欲缺乏、烦躁不安、精神难以集中、记忆力减退、性功能下降、无名低热等症状。应激反应是导致许多疾病的直接和间接原因。与中医肝的功能失常关系密切。

2.2.5　心藏

心藏的功能及其病理表现：

心藏主神志，心主神志功能异常：失眠，多梦，健忘，心烦，心神不宁，躁狂，昏迷。

心脏在胸中，心脏功能异常：心悸，怔忡，心痛，胸痛，胸闷。

心脏主血脉，心脏功能异常：结、代、促等脉律异常。

心藏开窍于舌，心火上炎：舌尖红、绛、起刺，舌疮。

心与小肠相表里，心火下移小肠：小便黄赤。

解剖学中大脑是十分重要的器官，而在中医学里大脑称为"髓海"，也就是脑髓集中的地方，地位低于五藏。神经系统的功能已经被划分到心、肝、脾、肺、肾五个系统，其中最为重要是心肝，心藏主管精神、意识、思维，肝藏主管一身气血和器官的正常运行。

2.3　气血津液学说

中医学认为，宇宙充斥着气，万物都是由气变化而成。人是万物之一，当然也是气所化生的，因此气是构成人体的基本要素。生命活动过程，即是气的消长变化及升降出入运动。人生活在天地之间，自然界的各种气是人类赖以生存和生长发育、维持生命活动必要的外部条件。人体的健康与疾病都是各种气相互作用的结果。

中医学认为人体主要存在气、血、津液、精四种物质。

（1）气是构成人体和维持生命活动的最基本物质，具有推动、温煦、气化、营养等作用。

（2）血是运行于血管中的红色液体，具有营养和滋润作用。

（3）津液是体内一切液体的总称，具有营养和滋润作用。

（4）精是来源于先天父母、储藏于肾的最重要、最根本的物质，能够化生气血津液。

中医学对物质的认识具有两个特点：①万物乃"气"聚而生，"气"散而亡，万物都是气变化的产物，因此各种物质之间的共性大于个性。②对各种物质的认识都建立在抽象的整体功能概念上。

2.4 经络学说

经络系统（图2.1）是人体物质、信息和功能的交流系统，它沟通人体的上下内外。近百年的形态学研究已经基本肯定经络不是有如神经系统般的解剖实体，但是经络现象得到越来越多证据的证明，实际上神经系统只是类似有线电话一样的系统，每个电话与总机有物理连接，而经络则像手机一样，虽然没有物理连接，照样可以实现信息沟通。经络系统既是了解身体的窗口，也是调整机体的捷径。

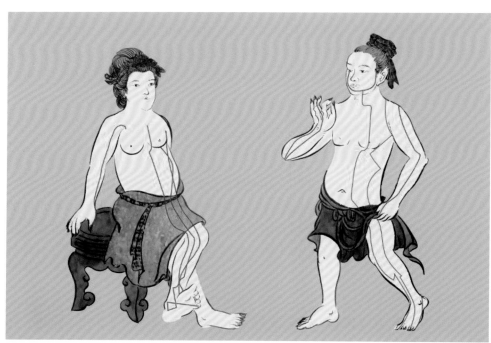

图2.1　人体经络图

3 诊察方法

通过听、嗅、味、触、视等人体感官的充分运用，中医师用望闻问切四诊对人体及其周围环境的各种信息进行了解，四诊的核心是各种象和症状的诊察。

生命（物）全息律认为，每个生物体的每一具有生命功能又相对独立的局部（又称为全息元），包括整体的全部信息。全息元在一定程度上可以说是整体的缩影（图3.1）。中医学通过观察舌象、脉象、眼象、手象、足象、耳象等了解全身的信息，这些象所反映的信息是整体生命活动状态的缩影，有病无病时都有相应的信息反应。每个诊察之象就像一扇生命窗户，每扇窗户都有其视野和盲区。各种诊察之象都有自己的特点。每一个象能够反映某个或某几个方面的特征，而难以反映其他方面的特征。因此，需要两个以上诊察之象配合运用，最常用的是舌象和脉象。

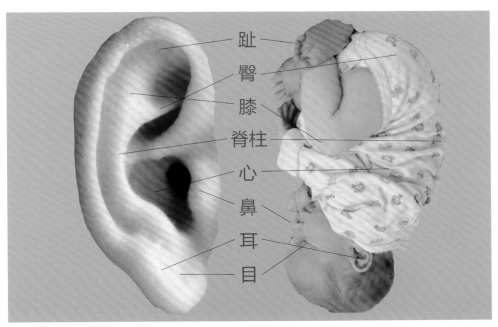

图3.1 全息耳图

舌象对诊断寒、热、瘀血、痰湿、脾胃虚弱和气滞具有关键性作用，舌质红说明身体处于热的状态；舌质淡说明身体处于寒的状态；舌质紫色、黑色、瘀斑说明身体存在瘀血或血行不畅；舌苔腻说明身体存在痰湿；舌苔少、无、剥苔说明脾胃虚弱；肝郁线说明身体处于气滞的状态。

脉诊是中医学中最为玄妙的诊法，普及困难，但是判断虚实和气机的升降脉诊有重要作用，所以本书加以介绍。脉管像气球一样充满血液，虚证的脉象就像是没有充足气的轮胎，压之空虚；实证的脉象相反，像是充气过度的气球，按时感觉过于结实。脉象最能够反映气的动态，气机上逆脉象一定浮弦，气机下陷脉象沉虚。脉律不齐通常是心脏病的表现。

症状是疾病的外在表现，症状是病人主观感觉出来的痛苦和不适，如头痛、心烦、恶心。根据产生的意义，症状主要有两类：①防御类症状。这类症状的实质是机体为了祛除致病因素而进行的防御活动，比如咳嗽、泄泻、喷嚏、流涕、发热是机体祛除异物的防御；疼痛、瘙痒提醒机体存在问题。这类症状常出现在外感病，而且当疾病产生时症状就出现了。②代偿失调类症状。这类症状的本质是机体某种功能处于失代偿状态的表现，比如水肿、尿毒症、心力衰竭、肝硬化腹水的症状，这类症状多出现在内伤病和衰老的某个阶段。由于人类的各项机能均具有强大的代偿功能，因此此类症状和体征往往出现在病变已经累及机体的代偿功能，此时病情已进入比较严重的阶段。由于这类症状的出现比象的出现迟缓许多，因而，要对内伤病进行预测和预防，象是关键，只有通过象才可能同步掌握整体的生命状态。比如癌症的发生到发病约需要十年时间，而患者病理产物内停的象在发病前早就存在。许多癌症患者在发病前数年，舌象和脉象等已经明显反映其内环境处于病理产物壅盛、易于发生相关疾病的状态，而症状还没有出现，甚至相关体检还一无所知。

4 六纲辨证——中医看待疾病的关键

宇宙由时间和空间构成，空间有三个维度（上下、前后、左右），时间是第四维度。要使一颗卫星不断运行，需要不断通过调整，保持卫星在太空中的三维空间运行姿势正常。每个生命就像父母亲精心投放的一颗卫星，生命和卫星一样需要保持正常的状态。

中医学辨证论治体系的内核就是一套和卫星调控相似的生命状态调整系统，寒热类似于生命状态在空间左右维度的反映，升降类似于生命状态在空间上下维度的反映，只要将寒热和升降两个生命状态的关键维度维持好，生命将活得更长。中医学不但找到判断生命状态极为方便、有效的理论模型，而且创造了与之相适应的理法方药的耦合链，通过一整套稳定、生态、十分有效的调控干预方法，达到养生和治疗的目的。

导致寒热升降两个维度改变的因素是虚实这个维度。虚证是指机体必需的物质、信息和功能的不足、低下，实证是指机体存在不需要的物质、信息和功能。寒热升降异常，归根到底是正气不足（虚证）或邪气存在（实证）的结果，比如，寒证的原因无非是寒邪（实证）侵入或阳虚生内寒（虚证）；热证无非是热邪侵入或内生（实证）及阴虚生内热（虚证）；气机上逆的原因是气滞（实证）和阴阳离决（虚证）；气机下陷的原因是气机为邪气所郁（实证）和气虚，因此中医学的任何治则治法都可以用扶正祛邪概括。

中医学寒热虚实升降的生命状态观察、评价维度具有良好的普适性，可以用在任何情况下的整体生命状态观察和评价，我们将寒热虚实升降称为"六纲"。六纲可以观察、评价常人和病人的生命状态，为养生和治疗提供关键的思路。

中医学的辨证程序可以分为两个阶段，第一步是用六纲判断机体整体的状态；第二步将六纲的辨证结果落实到具体的藏腑。比如，通过舌红、面红目赤判断属于热证，脉象弦浮有力判断为气机上逆和实证，再通过脉弦和目赤诊断为肝火上炎证。

体质调理和疾病的治疗按照六纲进行，寒者热之、热者寒之、实者泻之、虚者补之、陷者举之、逆者降之，从寒热虚实升降六个维度调整人体状态，以达到扶正祛邪、平衡寒热、调理气机的目的。当整体的性质和局部性质矛盾时，必须遵循整体重于局部的原则，比如，曾见某人肾虚腰痛，自服西洋参竟然治好了腰痛，这是因为西洋参虽然是补气药，专业人士不会用它补肾，不过它毕竟属于补药，符合虚者补之的原则，所以服用仍然有效。经常见风寒感冒误用银翘丸治疗的情况。银翘丸具有辛凉解表作用，用于感冒治疗时，虽然病变藏腑的判断是正确的，但是违反了六纲中的寒热辨证，只能使病情加重。

证是从系统功能角度对整体生命状态的一种认识。由生活方式失调产生的内伤病，其发病过程通常是：生活起居失调，生命状态偏离轨道，机体内环境失调，当失调发展到一定程度，细胞中的疾病易感基因被激活，或导致菌群失调等，疾病过程启动，症状在疾病发展到一定阶段时陆续出现。从阴平阳秘到疾病发生的整个过程没有绝对的界限，有些进程还可能因为生活恢复正常而结束，早中期完全没有症状，没有具体的疾病，只有舌象和脉象如影相随同步出现改变。因此，在疾病的早中期，如果不是根据舌象和脉象辨证，完全无从进行诊断。

4.1 虚实

虚实是辨别整体生命系统内在基本状况的纲领。虚证是指正气虚，生命系统中的物质、信息或功能不足。《景岳全书·传忠录》说"虚实者，有余不足也"，简要说明了身体有存在不该有的东西就是实证，缺少该有的东西就是虚证。

《素问·调经论》说"百病之生，皆有虚实"。虚实是每个身体都存在的客观状况，虚实辨证是对整个生命系统内在状况的最重要、最基础的判断，虚实两纲的状况决定了寒热、升降等四纲的状况，从因果关系上说，虚实状况是寒热、升降的内在原因，寒热升降是虚实的结果。

虚实两纲之间的关系不是完全非此即彼的对立关系。正气和邪气的关系犹如发动机内各种物质的关系，构成发动机的零件是人体的器官，机油汽油是血、精、津液，气是动力和电力，上述零件和物质的磨损和不足，即为正气虚。无用、多余、变质的物质和功能即是病理产物。侵入发动机的异物即为外邪。在这台有病的发动机中，磨损的零件和变质的机油是可以同时存在的。虚证和实证彼此相互联系，又相对独立的，可以出现单纯的虚证、单纯的实证、虚实具重、虚实具微、虚甚微实、实甚微虚等状况，可以说，有一分邪气就有一分实证，有一分正虚就有一分虚证。由于内伤病病症出现相对滞后，要达到病症阈点后才有所表现，因此虚实证的判断不能等到病症出现才下诊断，可以据象辨证，尽早发现虚实证的存在，采取扶正祛邪的治则纠正之。

4.1.1　实证

实证是指生命系统存在邪气，邪气是指原来系统中不应当有或太多的物质、信息或功能。邪气有外来的六淫和内生病理产物两大类，外来邪气有风、寒、暑、湿、燥、热六种，内生病理产物分别为气血、津液和饮食代谢失常，停聚而成。气的运行停聚为气滞，"气有余便是火"，气机郁滞还可以内生热邪；血的运行停聚为瘀血；津液停聚为湿、水、饮、痰；饮食停聚成为食积。另外，阴阳偏颇可以出现两种内生邪气：阳虚不能制阴产生内生寒邪，阴虚不能制阳产生内生热邪。这些邪气还能够集合在一起形成复合病理产物：气滞瘀血痰湿凝结成为癥瘕肿瘤；湿热凝练成为结石；气血与热邪搏结，血化为脓。

动物本性多贪，人类多数好得恶失、好补恶泻，因而从古至今，人们多重视虚证，忽视实证，所谓大黄救人无功，人参杀人无过。实际上，占人类死亡率前列的均是实证为主的病症，癌症、心脑血管病都是病理产物停聚为主要病机的疾病。临床上，做好实证辨证对重大疾病的预测、预防和治疗具有重要意义。

疾病种类虽多，中医学对病邪的认识却极为简练扼要。凡机体内存在风邪、寒邪、暑邪、热邪、燥邪、水湿痰饮、食积、气滞、血瘀这些邪气，就是实证。邪气多则实证重，邪气少则实证轻。实证不必相对于正气虚而存在，即正气充足而有少量邪气，仍然属于实证存在，治疗上仍然需要考虑祛邪，以免遗邪为患。

各种邪气都有自己的临床表现，因此实证的临床表现复杂，发病或急或慢，病程或短或长，只有明确各种实证的概念，抓住其辨证要点，才能了解邪气的性质和数量，进而采取有效的祛除邪气的治法。实证的诊断需要区分邪气的来源。

4.1.1.1　外来的邪气

中医学所谓的外来风、寒、暑、湿、燥、热六种邪气，本质上并不是六种物质，而是机体在外来致病因素作用下的六种反应状态。导致这些反应状态的外来致病因素主要有三类：①致病微生物；②物理致病因素；③化学致病因素。

由外来邪气导致的疾病称为外感病，多数均具有发病急、病程短的特点，初期发病的脏腑多为肺和胃肠，初起有恶寒发热，头身疼痛，咳嗽，脉象浮，舌苔稍厚等表现，治疗必须以祛邪为主，慎用补法。

风邪致病还会出现喷嚏，咽喉和皮肤瘙痒等症状。

寒邪致病以舌质淡白，恶寒严重为特点。

热邪致病以舌质红、脉数为特点，还容易出现发热、恶热，烦躁，口干喜饮，便秘，小便色黄、量少。

暑邪是只见于夏天的邪气，症状类似热邪，但是容易出现口渴心烦，气短神疲，肢体困倦。

燥邪出现在秋天或者干燥的环境中，症状表现为皮肤、口唇、鼻腔、咽喉、舌苔干燥（图4.1），口渴饮水，干咳少痰、痰黏难咳，大便燥结。

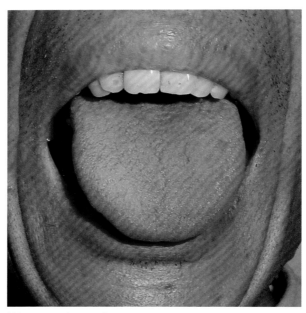

图4.1　燥证舌象

湿邪致病表现为头重如裹，胸脘痞闷，食欲不佳，大便溏而不爽，小便少，舌苔厚腻（图4.2），脉濡细缓。

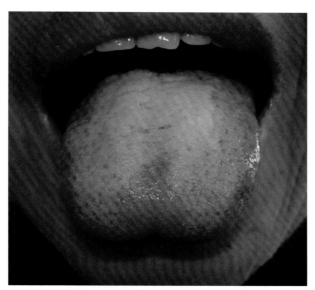

图4.2　舌苔厚腻

4.1.1.2　内生的邪气

身体内运行的气血津液和食物如果停滞就从正气异化成邪气，阻滞气血津液和食物的正常运行，属于必须被祛除的病理产物。

（1）气滞证　气是人体内活动能力很强的物质，具有物质性、功能性和信息性。气的运行阻滞或运行不畅所表现的证称为气滞证，也称为气郁证、气结证。气滞的原因有四个方面：①生活失常。生命活动由生物钟控制，维持正常的气血运行。生活失常，起居混乱，导致气机紊乱而气滞，比如：失眠熬夜，夜班工作，连续脑力劳动，昼夜颠倒的生活，都可以导致气滞。②情志不舒。③其他邪气阻滞。④气虚运气无力。气滞证是气病的最基本证型，所以《内经》说："百病皆生于气也"。气滞证多见于疾病的早期阶段，故有"初病在气"的说法。

临床表现：胸胁、脘腹等处的胀闷，甚或疼痛，症状时轻时重，部位不固定，按之一般无形，疼痛性质可为窜痛、胀痛、攻痛等，痛胀常在嗳气、肠鸣、矢气后减轻，或随情绪的波动而加重或缓解，脉象多弦，舌象主要出现肝郁线。

由于气属阳，气滞证属于实证，气机郁滞不得疏泄，容易形成上逆之势。气逆证主要出现在三个脏腑：肺气上逆见咳嗽，喘息；胃气上逆则见呃逆，嗳气，恶心，呕吐；肝气上逆可表现为头痛，眩晕，气从少腹上冲胸咽。

（2）水、湿、痰、饮证　水、湿、痰、饮都是津液代谢障碍的病理产物。其中湿邪既可外感也可以内生，类似于雾状的邪气，能够弥漫于身体任何部位。水饮是性质类似于水的病理产物，停聚于人体的空腔脏器（肠、胸膜腔、肺、气管）和肌肤内。痰是质地黏稠的病理产物，几乎可以停聚于身体的任何部位，但与湿邪的病位广泛弥漫相比，其病位则局限于某一或某几个部位，不会形成弥漫全身的情况。

临床表现：水湿痰饮都是津液代谢障碍产生的病理产物，存在共同的症象：来缓去迟，舌体胖，舌质嫩，舌苔腻滑湿润（图4.3），精神困顿，头身困重，不多饮，厌食油腻。

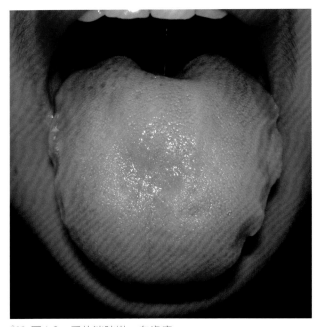

🐨 图4.3　舌体淡胖嫩，有齿痕

湿邪还有头重如裹，胸脘痞闷，食欲不佳，大便溏而不爽，小便少，舌苔厚腻，脉濡细缓，经常兼夹热邪的症象。

水饮因停留的部位不同而表现为胸腔积液、心包积液和水肿等病。

痰停于不同的部位有不同的表现：痰在肺则咳痰，咳喘，胸闷；痰在心则癫狂神昏；痰在经络则肢体偏瘫；痰结于喉则梅核气；痰蒙清窍则眩晕头重；痰证与各种肿瘤、组织硬化和肿大关系密切。痰证舌苔不但腻而且黏（图4.4），脉象滑弦。

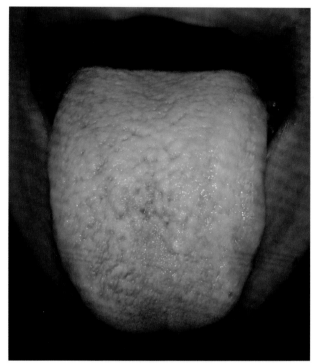

图4.4　痰证舌象

（3）瘀血证　凡离开经脉的血液，未能及时排出或消散，而停留于某一处；或血液运行受阻，壅积于经脉或器官之内，呈凝滞状态，失却生理功能者，均属瘀血。瘀血的原因主要有以下四个方面：①外力作用于机体，导致血脉损伤，血溢脉外，常见于外伤、手术。②其他邪气阻碍血液运行。③阳气虚弱，运血无力。④久病、重病，病变从功能性损害转变为器质性损害，即所谓"久病入络"。

临床表现：舌质和舌下脉络瘀象对诊断权重较大，舌质表现为紫暗、紫斑、紫点（图4.5），舌下脉络青紫曲张（图4.6）。血瘀证还有疼痛、肿块、出血、色脉改变等表现。其疼痛状如针刺刀割，痛处不移而固定，常在夜间加重；肿块则为良、恶性肿瘤，硬化组织，增生组织；出血色紫暗或夹有血块，或大便色黑如柏油状；面色黧黑，或唇甲青紫，或皮下紫斑，或肌肤甲错，或腹部青筋显露，或皮肤出现丝状红缕（皮肤显露红色脉络）；妇女常见痛经，经闭，漏下；病变迁延日久；局部外伤。脉象在此证诊断中权重不大。

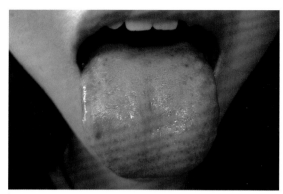

图4.5 瘀血舌象

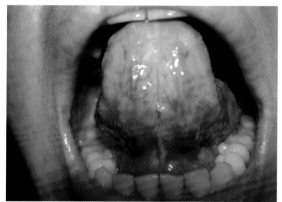

图4.6 舌下络脉瘀紫

（4）食积证　进入胃肠的食物运化失常，停聚胃肠所导致的证。主要病因：①饮食过量；②饮食物（通常是肥甘厚味）不易消化；③素体脾虚，又相对饮食过量。

临床表现：食积证以脘腹痞胀疼痛，纳呆厌食，吞酸嗳腐，呕吐酸馊，大便腐臭，舌苔厚腻，脉滑有力等症为主要表现，多见发病急、病程短、有明确的伤食史。

综上所述，只要身体存在上述邪气或者病理产物，就存在实证。各种邪气还有总体上的表现特点：外感邪气有外感病的发病史（发病急、病程短）及多数舌苔厚的特点；水湿痰饮都有腻、滑苔；瘀血证舌质紫暗或者有瘀斑、瘀点；食积有伤食史及厚腻苔。

4.1.2　虚证

人体的气、血、津液、精等物质的不足状态就是虚证。

虚证形成的原因主要有四个方面：①先天禀赋不足；②疾病耗损；③脾胃运化失常，气血生成不足；④各种劳累过度耗损。

虚证有狭义和广义之分：广义的虚证建立在《内经》"正气存内，邪不可干""邪之所凑，其气必虚"的理论基础上，即只要生病，就说明相对于邪气而言，正气不足。即便是实证，相对于阴平阳秘而言，也是正气不足。广义的虚证概念使用极少，也不是本书讨论的重点。

（1）气虚证

① 基本症状：神疲，乏力，气短，脉象虚和细。

② 各脏的气虚证通常是气虚证基本症状加上每个脏腑的特殊症状，比如心气虚证通常出现神疲，乏力，气短，脉象虚和细，脉律紊乱，心悸。心肝脾肺肾都有气虚证。

（2）血虚证

① 基本症状：面色、唇、睑、龈、甲淡白无华（五白），舌质淡白（图4.7），脉细虚。

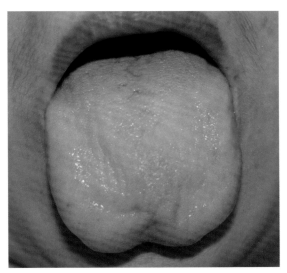

图4.7 血虚舌象

② 心肝两脏有血虚证。

（3）津液不足证

① 基本症状——阴虚：口干咽燥，肌肤干燥，大便干结，小便短少，舌体瘦薄，舌质红绛，苔少或无，舌面干燥（图4.8），脉细、虚、数。

② 津液不足证通常伴有内热证，习惯称为阴虚证。肺、肝、心、肾存在阴虚证。

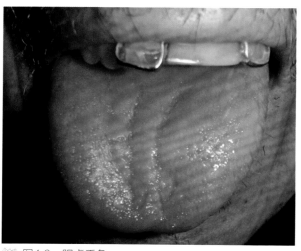

🌸 图4.8　阴虚舌象

（4）精虚证

① 基本症状：成人常见腰膝酸软，头晕耳鸣，阳痿、早泄、遗精，性欲低下，头发早白，牙齿松动，过早衰老；小儿常见生长发育不良，如行走迟、出牙迟、囟门迟闭、说话迟。脉象细虚，沉取或尺部尤甚。只有肾脏有精虚证。

② 肾精不足舌象：舌质瘦小枯萎，舌苔少（图4.9）。

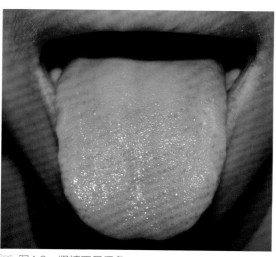

🌸 图4.9　肾精不足舌象

4.2 寒热

4.2.1 寒证

① 基本症状：恶寒或畏寒，喜温喜暖，诸症遇冷加剧，得温缓解，关键是舌质淡白（图4.10）。

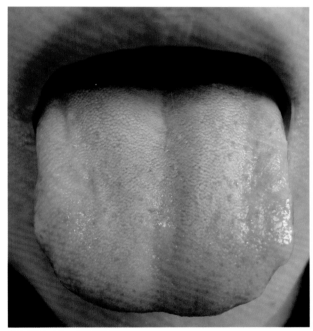

　　　　图4.10　舌质淡白

② 寒证主要通过脉象的虚实和病程的长短，辨别实寒证和虚寒证。寒证多见于脾、肾、肝、心、肺、胃等脏器。

4.2.2 热证

① 基本症状：面红，目赤，唇红，发热，恶热喜冷，口渴喜饮，大便秘结，小便短黄，口苦，口臭，各种出血，疮疡痈肿，烦躁，关键是舌质红（图4.11）。

② 热证多见于肺、肝、心、胃、胆、膀胱等脏器。

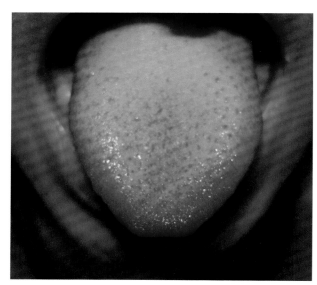

🐾 图4.11　舌红

4.3　升降

4.3.1　气机上逆证

① 常见症状：头晕胀痛，口苦，目眩，头重脚轻；嗳气，恶心，呕吐，吞酸；咳嗽，喘促。关键是脉象弦浮。

② 气机上逆证多见于肝、胃、肺三个脏器。

4.3.2　气机下陷证

气虚证的基础上出现头晕，内脏下垂。气机下陷证一般见于脾胃之气下陷，即所谓"中气下陷"。

5 治则治法

中医学养生和治病的最高目标是阴平阳秘。阴平阳秘是身体处于中和、平衡、稳定的状态，具体表现为四个方面：正气充足、没有邪气、寒热均衡和气血津液运行顺畅。阴平阳秘的治则源于止于至善的理想追求，但难于完全达到。人群中达到完全阴平阳秘的人很少，但是以此为目标，治病和养生可以达到很高的境界。追求阴平阳秘就是治病求本，由于人体的状态又随时处于与周围环境互动的状态中，因此诊断和治疗中必须因时、因地、因人制宜。

5.1 扶正祛邪

5.1.1 正气不足的治法

正气充足是指气血津液精充足，若其中某一种物质存在不足，就应采取针对性的补法：其中气虚采取补气法，常用药物如人参、党参和黄芪；血虚采取补血法，常用药物如当归、熟地黄；津液不足就滋阴生津，常用药物如麦冬、生地黄、石斛等；精不足就补肾精，常用药物如山茱萸、山药等。

5.1.2 祛除邪气的治法

需要祛除的邪气有外来和内生两种。一般而言，外邪致病多数为外感病，从发生、发展到结束有一定过程，容易诊断和祛除。其中，风邪用祛风法治疗，常用药物如荆芥、防风；寒邪用祛寒法治疗，常用药物如生姜、麻黄、桂枝；热邪（包括暑邪和火邪）用清热法治疗，常用药物如金银花、连翘、黄连、黄芩、栀子、石膏等；湿邪用化湿法治疗，常用处方如三仁汤；燥邪通常采用宣肺润燥法治疗，常用处方如桑杏汤、杏苏散。

内生的邪气在早期较为隐匿，常常没有症状，只能通过舌象和脉象得以诊察，诊断困难，不容易彻底祛除。其中气滞证需要用理气法治疗，理气还要注意不同脏腑的不同理气方式；瘀血需要用活血化瘀法治疗，常用药物如丹参、三七、藏红花；痰湿需要用化痰化湿法治疗，常用药物如半夏；食积需要用消食导滞法治疗，常用药物如神曲、鸡内金、麦芽和谷芽。

5.2　调整寒热

5.2.1　祛除寒邪的治法

身体过于寒，可以理解为存在寒邪，寒邪的来源有外来和内生两种，寒证有虚实之分。祛除寒邪首先要判断来源、分清虚实，外来的寒邪可以直接祛除，上一节已经讨论过。虚寒证是气虚证导致虚寒内生，因此治疗必须在补气的基础上进行祛寒。

5.2.2　祛除热邪的治法

祛除热邪首先要判断虚实，外来的热邪可以直接祛除，上一节已经讨论过。内生热邪的治疗，要在治疗热邪产生的病因的基础上予以清热，如气滞郁而化热的热邪须解郁和清热并行；津液不足导致的虚热内生，必须在滋养津液的基础上进行清热。

5.3　调理气机的升降出入

气机上逆需要根据脏腑的不同采取不同的降气方法，气机下陷要在补气的基础上予以升提的治法。

诊察人体的气机状态离不开高超的脉诊技术，因而调理气机的升降出入属于中医学中技术难度较高的工作，不宜作为科普内容。

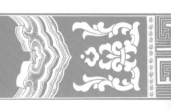

中医调养入门

6　常用的中医调理方法

6.1　食疗

食疗，又称为食治，是指用饮食物来干预人体的功能，以达到防治疾病、获得健康的目的。食疗，在中医学中有悠久的历史，唐·孟诜的《食疗本草》、元代·忽思慧的《饮膳正要》都是中医食疗方面的代表性著作。在中国，食疗有广泛的民众基础，各种各样的药膳和凉茶就是民众践行食疗的最佳体现。

中医认为，饮食物与药物一样具有四气和五味。四气是指寒、热、温、凉，五味是指辛、甘、酸、苦、咸。因此，饮食物也具有类似药物一样的纠正人体功能失调的功效，所以中医很早就有"药食同源"的说法。在现实生活中，很多食材都兼具药食两用之功，例如，大枣、山药、百合、山楂、生姜、核桃、芝麻等。当然，因为食物的偏性不如药物强，所以其调整人体功能的作用也不如药物强。

食疗所用的材料包括谷物、豆类、蔬菜、水果、中药、茶、酒、醋、糖、烹饪佐料（姜、葱、蒜、花椒、胡椒、辣椒等），市售的龟苓膏、仙草蜜也可作食疗之用。

常见病症和体质的食疗方法，详见下文。

6.2　针灸

针灸，即针法和灸法的合称。针法（图6.1）是将毫针刺入患者的相应穴位，运用相应的针刺手法来治疗疾病的方法。灸法（图6.2）是采用燃烧的艾绒熏灼体表相应的穴位或部位以防治疾病的方法。针灸属于自然疗法，具有适应证广、疗效显著、应用方便、无毒副作用等优点。1979年世界卫生组织推荐了43种疾病可用针灸治疗，1996年增加了64种；而在中国，针灸可以治疗的疾病超过300种，对100余种疾病有较好的疗效。针灸是中医学的重要组成部分，也是中医临床治疗疾病的主要方法之一。2010年11月16日被列入"人类非物质文化遗产代表作名录"。

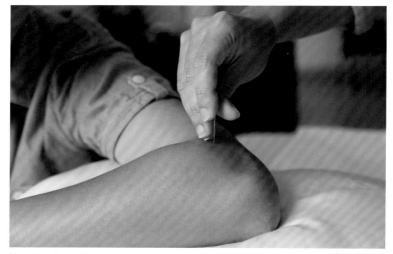

图6.1 针法

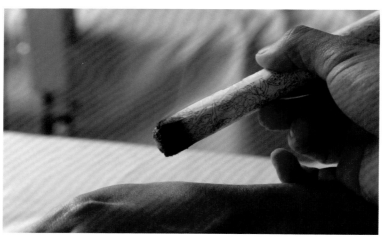

图6.2 灸法

因针刺需专业资质，故本书只推荐使用相关常用保健方法。

常用保健穴位介绍。

（1）少商

定位：拇指桡侧指甲角旁0.1寸（图6.3）。

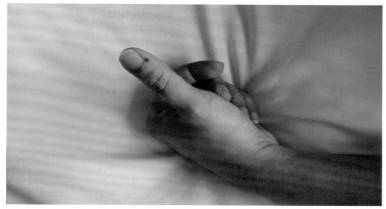

🐾 图6.3 少商位置

特殊方法：用小号针头点刺放血。

主治：急性咽喉肿痛。

（2）合谷

定位：手背第1、第2掌骨之间，靠近第2掌骨的中点（图6.4）。

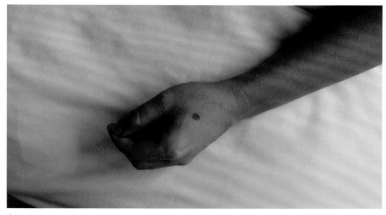

🐾 图6.4 合谷位置

方法：按揉（孕妇不宜用）。

主治：感冒、头痛、牙痛、痛经。

（3）迎香

定位：鼻翼外缘中点旁开约0.5寸，当鼻唇沟中（图6.5）。

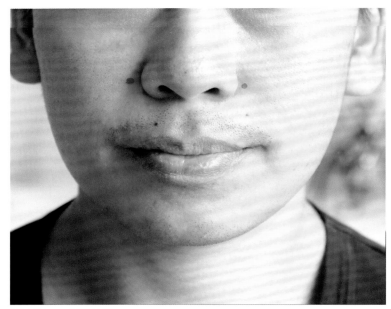

🐚 图6.5　迎香位置

方法：按揉。

主治：鼻炎鼻塞。

（4）天枢

定位：脐旁2寸（图6.6）。

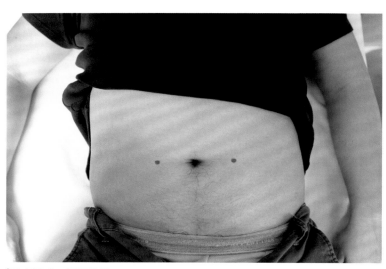

🐚 图6.6　天枢位置

方法：按揉。

主治：腹痛、腹胀、便秘、泄泻等胃肠病，痛经。

（5）足三里

定位：外膝眼（屈膝，在髌韧带外侧凹陷中）下3寸，胫骨前嵴外一横指处（图6.7）。

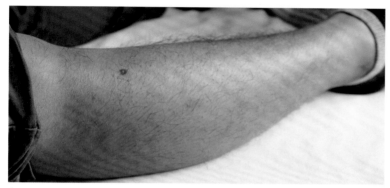

🐾 图6.7　足三里位置

方法：按揉或用灸法（图6.8）。

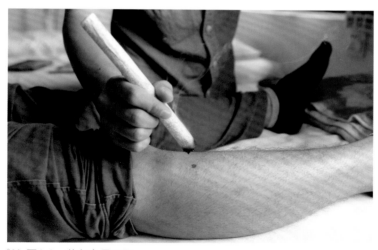

🐾 图6.8　艾条灸足三里

主治：①胃痛、呕吐、腹胀、腹泻、便秘等胃肠病症；②下肢病症；③体虚诸症，为养生、强壮保健要穴。

（6）三阴交

定位：内踝尖上3寸（图6.9）。

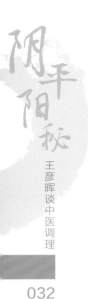

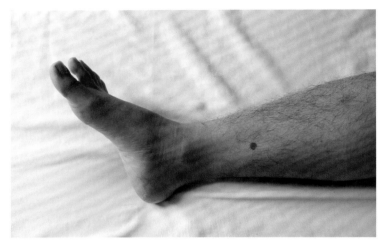

🐾 图6.9　三阴交位置

方法：按揉（孕妇不宜用）。

主治：①腹胀、腹泻等脾胃虚弱诸证；②月经不调、带下、痛经等妇产科病症；③遗精、阳痿、遗尿等生殖泌尿系统疾病；④心悸，失眠，高血压；⑤下肢病症；⑥阴虚诸症。

（7）阴陵泉

定位：胫骨内侧髁下方凹陷处（图6.10）。

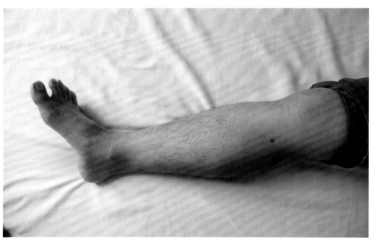

🐾 图6.10　阴陵泉位置

方法：按揉。

主治：①腹胀、腹泻、水肿、小便不利等脾不运化水湿病证；②膝痛。

（8）肾俞

定位：第2腰椎棘突下，旁开1.5寸（图6.11）。

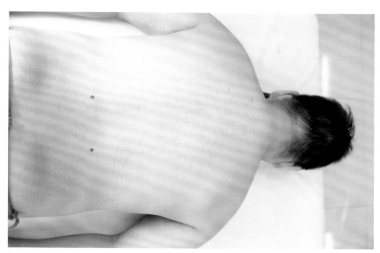

🐾 图6.11　肾俞位置

方法：按揉。

主治：①腰痠痛等肾虚病症；②遗尿、遗精、阳痿等生殖泌尿系疾病；③月经不调等妇科病症。

（9）涌泉

定位：足底部，卷足时足前部凹陷处（图6.12）。

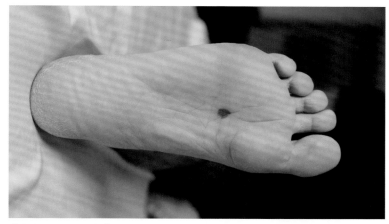

🐾 图6.12　涌泉位置

方法：按揉、灸法或穴位贴敷。

主治：①中暑等急症及神志疾病；②头痛，头晕，目眩，失眠；③养生保健穴位。

（10）太溪

定位：内踝高点与跟腱后缘连线的中点处（图6.13）。

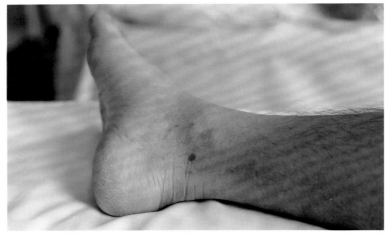

🐾 图6.13　太溪位置

方法：按揉。

主治：补肾阴要穴。主治肾阴虚之头晕、耳鸣、失眠、健忘、腰酸、遗精、月经不调等症。

（11）内关

定位：腕横纹上2寸，两筋之间（图6.14）。

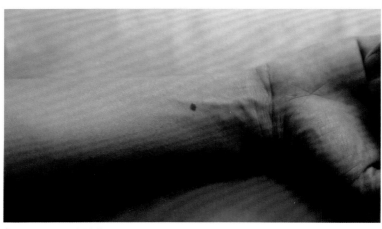

🐾 图6.14　内关位置

方法：按揉。

主治：①心痛、胸闷、心动过速或过缓等心疾；②胃痛、呕吐、呃逆等胃病；③失眠，眩晕。

（12）风池

定位：胸锁乳突肌与斜方肌上端之间的凹陷中（图6.15）。

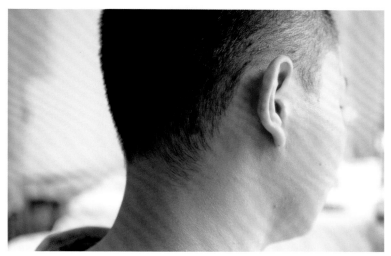

图6.15　风池位置

方法：按揉。

主治：①头痛、眩晕、感冒、耳鸣等；②颈项强痛。

（13）阳陵泉

定位：腓骨小头前下方凹陷中（图6.16）。

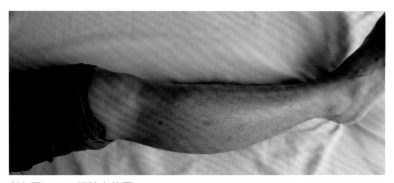

图6.16　阳陵泉位置

方法：按揉。

主治：①胁痛、口苦、胃胀气；②膝关节和下肢疾病。

（14）太冲

定位：足背第1、第2跖骨结合部前方凹陷中（图6.17）。

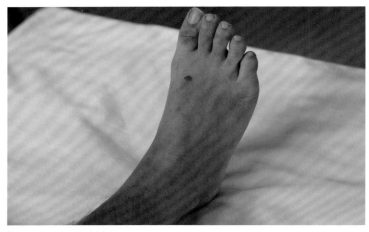

图6.17 太冲位置

方法：按揉。

主治：①头痛、眩晕、目赤肿痛、胁痛、腹胀、郁闷、烦躁易怒；②月经不调、痛经等妇科病症；③高血压。

（15）大椎

定位：第7颈椎棘突下（图6.18）。

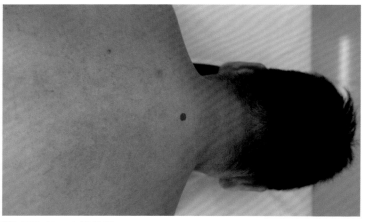

图6.18 大椎位置

方法：点刺放血拔罐。

主治：发热、痤疮、急性咽喉肿痛、头项强痛、落枕。

（16）百会

定位：头顶正中线与两耳尖连线的交点处（图6.19）。

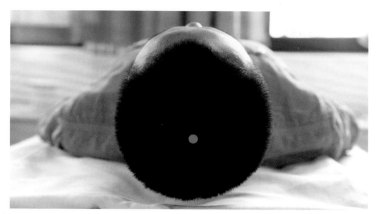

图6.19　百会位置

方法：按揉或灸法。

主治：失眠、健忘、头痛、头晕。

（17）水沟（人中）

定位：人中沟的上1／3与下2／3交点处（图6.20）。

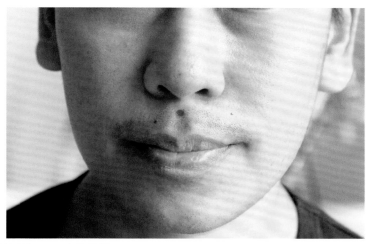

图6.20　水沟位置

方法：用拇指指甲用力掐按。

主治：晕厥、中暑、痫证、急慢惊风等神志病症，为急救要穴之一。

（18）关元

定位：脐下3寸（图6.21）。

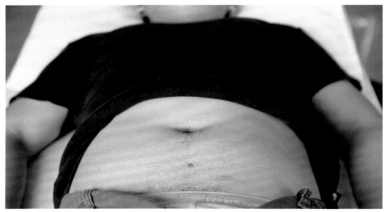

🐾 图6.21　关元位置

方法：按揉、灸法或穴位贴敷（图6.22）（孕妇不宜用）。

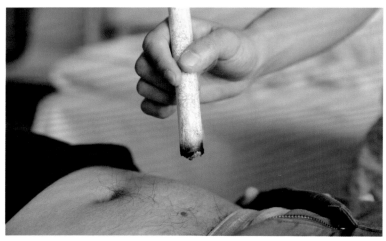

🐾 图6.22　艾条灸关元

主治：①虚弱无力、怕冷、四肢不温等元气虚损病症，养生、强壮保健要穴；②腹痛、腹泻、尿频；③遗精、阳痿等男科病症；④月经不调、痛经、经闭等妇科病症。

（19）气海

定位：脐下1.5寸（图6.23）。

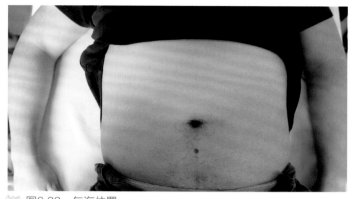
🐾 图6.23　气海位置

方法：按揉、灸法或穴位贴敷（孕妇不宜用）。

主治：①虚弱无力、怕冷、四肢不温等元气虚损病症，养生、强壮保健要穴；②腹痛、腹泻、尿频；③遗精、阳痿等男科病症；④月经不调、痛经、经闭等妇科病症。

（20）神阙

定位：脐中央（图6.24）。

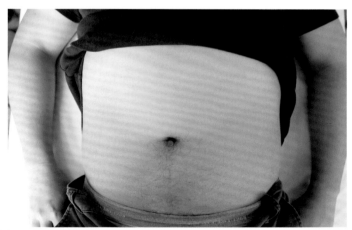
🐾 图6.24　神阙位置

方法：按揉、灸法或穴位贴敷（孕妇不宜用）。

主治：①虚弱无力、怕冷、四肢不温等元气虚损病症，保健要穴；②腹痛、腹泻、尿频等。

（21）太阳

定位：在颞部，当眉梢与眼外角之间，向后约一横指的凹陷处（图6.25）。

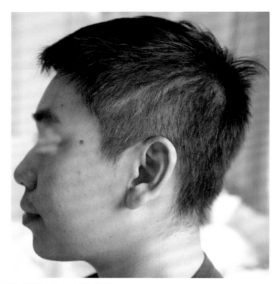

🐾 图6.25　太阳位置

方法：按揉。

主治：头痛、眼疾。

（22）印堂

定位：两眉头连线的中点（图6.26）。

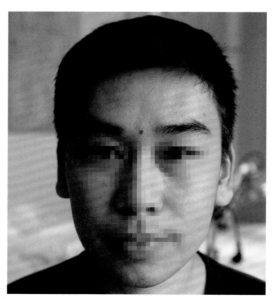

🐾 图6.26　印堂位置

方法：按揉。

主治：失眠、健忘、头晕、头痛、鼻炎。

6.3 耳针

耳针疗法是指通过观察和刺激耳郭，以达到诊断和防治疾病目的的一种治疗方法，是中国医药学的一个重要组成部分。日常生活中可用中药王不留行贴压、刺激耳郭特定穴位（图6.28）以达到保健、治疗疾病的目的。耳穴图见图6.27。

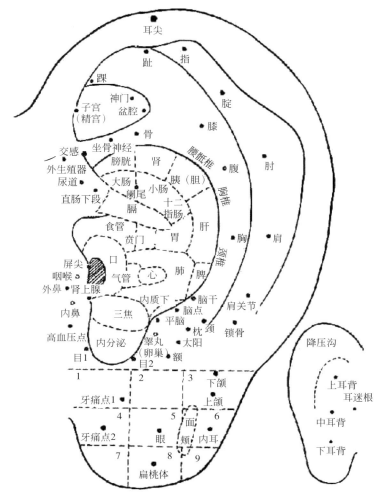

🐚 图6.27　耳穴图

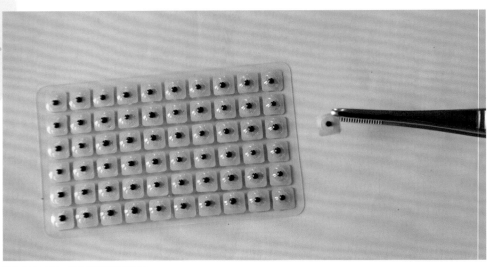

🌱 图6.28　王不留行耳贴图

常用耳穴介绍。

（1）耳尖

定位：将耳郭对折时，耳郭上面的尖端处（图6.29）。

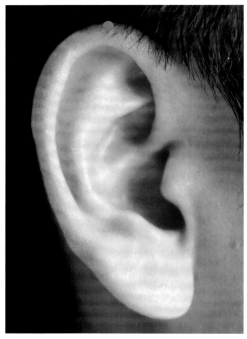

🌱 图6.29　耳尖位置

特殊方法：用小号针头点刺放血。

主治：目赤肿痛，发热，急性咽喉肿痛，高血压，痤疮。

（2）脊椎

定位：对耳轮的耳腔缘相当于脊柱，在直肠下段和肩关节同水平处分别作两条分界线，将脊柱分为三段，自上而下分别为腰骶椎、胸椎和颈椎（图6.30）。

主治：相应脊椎病变。

（3）子宫（精宫）

定位：在三角窝耳轮内侧缘的中点（图6.31）。

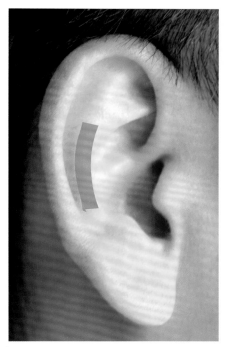

🐾 图6.30　脊椎位置

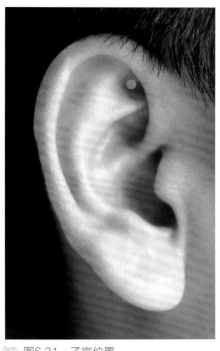

🐾 图6.31　子宫位置

主治：月经不调、痛经、带下；阳痿、遗精。

（4）神门

定位：在三角窝内，靠对耳轮上脚的下、中1／3交界处（图6.32）。

主治：失眠、多梦、心悸、心烦、痛证。

（5）外鼻

定位：耳屏外侧的中央（图6.33）。

主治：鼻塞、鼻炎。

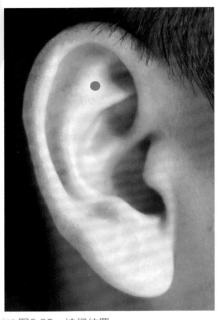

🌿 图6.32　神门位置

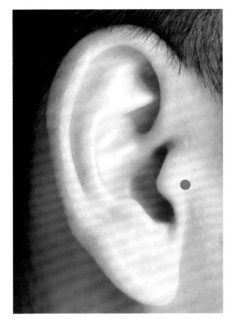

🌿 图6.33　外鼻位置

（6）饥点

定位：耳屏外侧中央下方（图6.34）。

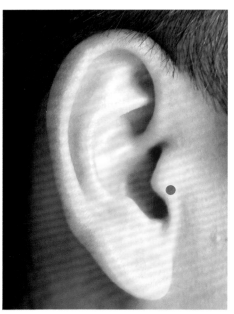

🌿 图6.34　饥点位置

主治：抑制食欲。

（7）胃

定位：耳轮脚消失处（图6.35）。

主治：胃痛、胃胀、呕吐。

（8）大肠

定位：耳轮脚上方内1/3处（图6.36）。

主治：泄泻、便秘、腹胀、腹痛。

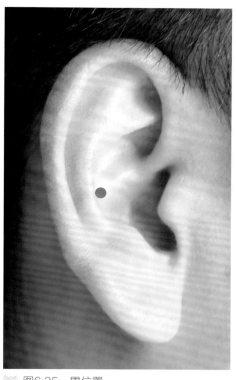

图6.35　胃位置

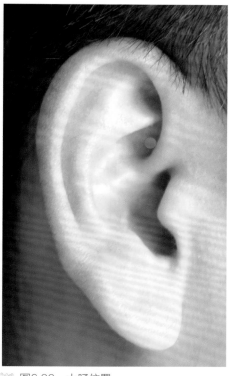

图6.36　大肠位置

（9）目2

定位：在屏间切迹后下方（图6.37）。

主治：近视、目疾。

（10）内分泌

定位：屏间切迹底部（图6.38）。

主治：内分泌失调、妇科疾病、生殖系统疾病。

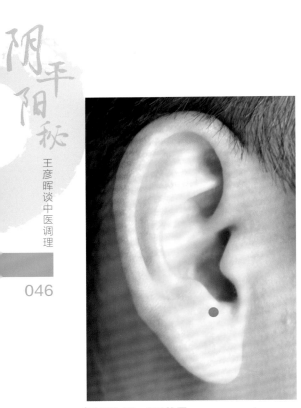

图6.37　目2位置

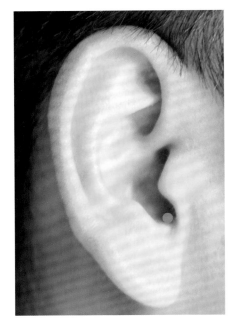

图6.38　内分泌位置

（11）肾

定位：对耳轮下脚的下缘，小肠穴直上方（图6.39）。

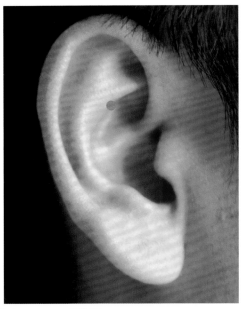

图6.39　肾位置

主治：腰膝酸软、耳鸣、泌尿生殖系统疾病。

（12）肝

定位：胃和十二指肠的后方（图6.40）。

主治：心烦易怒、郁闷、压力大、胁痛、眼疾。

（13）脾

定位：肝穴的下方、紧靠对耳轮（图6.41）。

主治：脾胃消化系疾病，气血不足证。

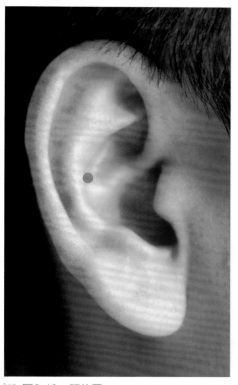

图6.40　肝位置

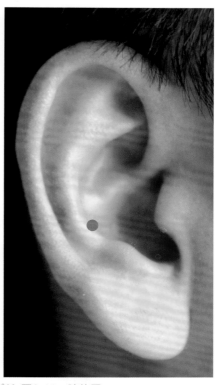

图6.41　脾位置

（14）心

定位：耳甲腔中心凹陷处（图6.42）。

主治：失眠、心悸。

（15）肺

定位：心穴的上下外三面（图6.43）。

主治：感冒、咳嗽，皮肤病。

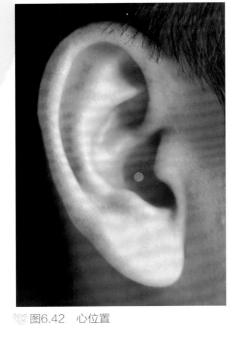

图6.42 心位置

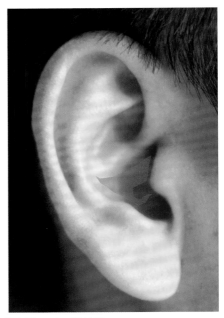

图6.43 肺位置

（16）牙

定位：耳垂正面前上部（图6.44）。

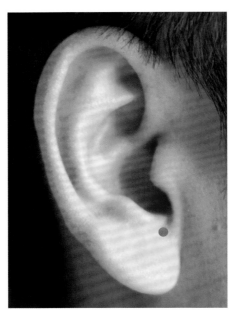

图6.44 牙位置

主治：牙痛。

（17）眼

定位：耳垂5区的中央（图6.45）。

主治：眼疾。

（18）降压沟

定位：耳郭背面，由内上方斜向外下方行走的凹沟处（图6.46）。

主治：高血压。

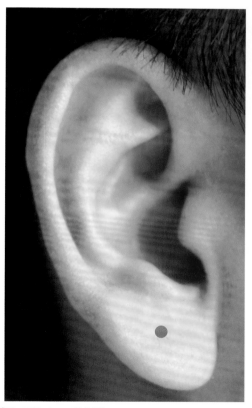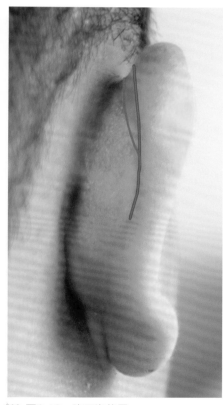

图6.45　眼位置　　　　　　　　　　　　图6.46　降压沟位置

（19）脑点

定位：对耳屏上缘，脑干与平喘穴连线的中点（图6.47）。

主治：失眠、遗尿。

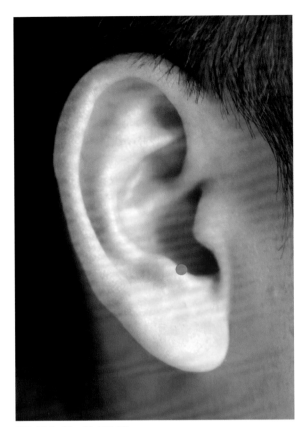

图6.47　脑点位置

6.4　拔罐

拔罐法是以罐为工具，利用燃火、抽气等方法排除罐内空气，造成负压，使之吸附于穴位或相应部位的体表，使局部皮肤充血、瘀血，以达到防治疾病目的的方法。其主要作用为通经活络、行气活血、消肿止痛、祛风散寒。其主要适应范围为风寒湿痹、腰背肩臂腿痛、关节痛、软组织闪挫或扭伤、伤风感冒、头痛、咳嗽、哮喘、胃脘痛、呕吐、腹痛、泄泻、痛经、中风后遗症等。

6.4.1　常用罐的种类

（1）玻璃罐　最为常用（图6.48）。

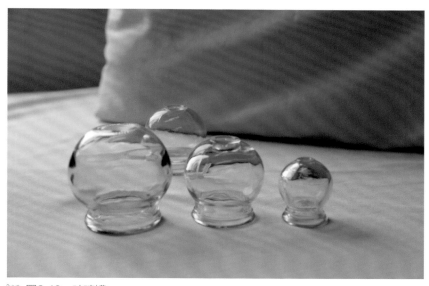

🍃 图6.48　玻璃罐

（2）抽气罐　便于家庭使用（不在此介绍）。

6.4.2　常用玻璃罐的吸附方法

闪火法：用镊子或止血钳夹住含95%乙醇的棉球，点燃并伸入罐内绕1～3圈后退出，迅速将罐扣在应拔部位上。

6.4.3　常用玻璃罐的拔罐方法

（1）留罐法　将罐吸附在体表后，留置约10分钟，将罐起下。一般疾病均可应用。

（2）走罐法　在拔罐前，先在所拔部位的皮肤或罐口上，涂上一层凡士林、刮痧油等润滑剂，再将罐拔住。然后，医者以右手握住罐子，向上、下或左、右需拔的部位，往返推动，至所拔部位的皮肤红润、充血，甚至瘀血时，将罐起下。适宜于面积大、肌肉丰厚处。

（3）闪罐法　将罐拔住后立即取下，如此反复多次吸拔，至皮肤潮红、充血为度。可用于面部。

（4）刺血拔罐法　在应拔部位用75%乙醇棉球消毒皮肤，用小号针头点刺出血或皮肤针叩打后，快速将火罐拔上，使之出血，以加强刺血治疗的作用。一般留罐10分钟。多用于治疗发热、扭伤、痤疮等热毒所致皮肤疾患。

6.4.4　起罐方法

一手夹住火罐，另一手拇指或示指按压罐口旁使空气进入罐内，即可将罐起下。不可用力猛拔，以免擦伤皮肤。

6.4.5　注意事项

皮肤过敏、溃疡、水肿，以及心脏、大血管分布部位，孕妇的腰骶、腹部等处禁拔。

6.5　中医推拿

中医推拿是在人体经络穴位及一定部位上，施以相应的操作手法来防治疾病和保健强身的方法，也称为按摩。其具有通经活络、活血化瘀、调整脏腑功能等作用。适用于多种疾病。常用保健按摩手法如下。

（1）推法　用指或掌等部位着力于被按摩的部位上，单方向的直线推动。一般推3～5次。见图6.49、图6.50。

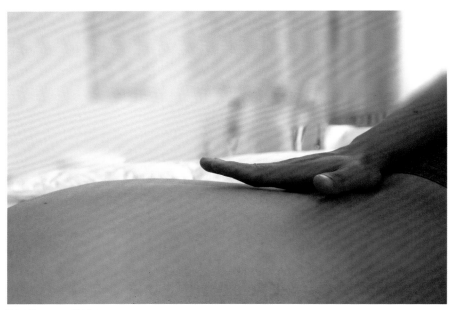

🐯 图6.49　推法1

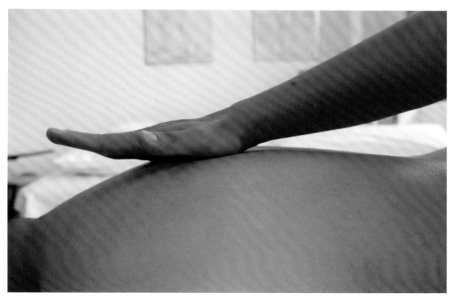

🐾 图6.50　推法2

（2）按法　用指或掌等部位着力于皮肤上，由轻至重地逐渐用力按压，停留一段时间，再由重至轻地缓缓放松。见图6.51、图6.52。

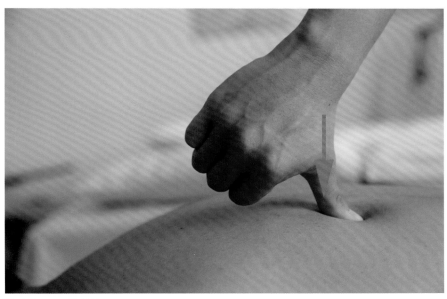

🐾 图6.51　指按法

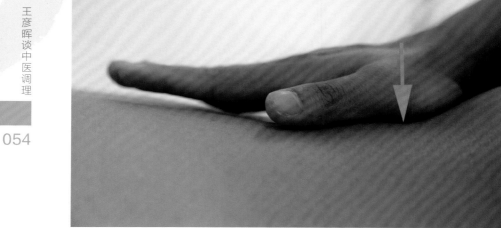

🐝 图6.52 掌按法

（3）揉法　用掌、掌根、大鱼际、小鱼际、拇指或四指指腹部分着力于皮肤上，做圆形或螺旋形的揉动。见图6.53。

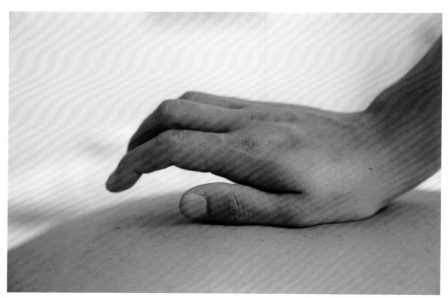

🐝 图6.53 揉法

（4）捏法　用拇、示两指或拇、示、中三指提捏某一部位称为捏法。见

图6.54。

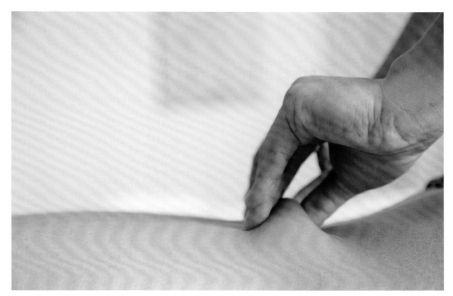

图6.54　捏法

7　常见病症的中医调理

7.1　感冒

感冒是人体感受外邪（西医所言的致病微生物，如各种病毒）所致的以鼻塞、鼻流涕、喷嚏、咽痒咽痛、咳嗽、怕冷、发热、头痛、身痛等为主要表现的疾病。受凉、淋雨是常见的诱因。感冒分为普通感冒和流行性感冒。一般来说，普通感冒急性起病，病程短，病情轻浅，预后较好，而流行性感冒则病情重，预后比普通感冒差。现代医学认为，普通感冒是由于多种病毒感染上呼吸道所致，而流行性感冒是流感病毒感染呼吸道所致。

外邪侵袭机体的肺卫，邪正交争，机体做出强烈的防御反应，对其状态的辨证，首先要分清寒、热，再次则考虑有无夹虚。常见以下证型：风寒犯肺卫证、风热犯肺卫证和湿热犯卫气分证。感冒的本质是致病因素引起的一次免疫应答过程，所以具有自愈性。中医治疗感冒的机制，主要通过调整身体内环境的平衡，使免疫应答反应能顺利完成。因此我们建议非中医专业人士抓住上述三个证型，采取食疗、拔罐等手段来调理身体的内环境，使身体的内环境达到"阴平阳秘"，机体的抗病和康复能力处于较佳的状态。

7.1.1　风寒犯肺卫证

（1）证候　发热，怕冷，无汗，头痛，身痛或周身不适，鼻塞，流清鼻涕，打喷嚏，咽喉发痒，咳嗽，痰色白清稀，舌质淡红或淡白（图7.1），舌苔薄白，脉浮紧或浮缓。

（2）食疗

① 生姜30克，葱20克，可加陈皮10克。水煎5～10分钟，趁热顿服，服后盖被，以微微出汗为佳。

② 生姜20克（洗净），切丝，放入水杯中，用沸水冲泡或者煎煮，盖盖浸泡5分钟，再调入15克红糖，趁热顿服，服后盖被出汗。

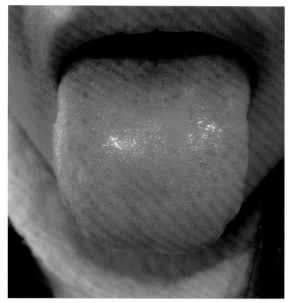
🌸 图7.1　舌淡白而紫，苔薄白润

③ 紫苏10克、杏仁10克、陈皮5克，水煎5～15分钟，温服。

④ 葱白粥：葱白、生姜、糯米、米醋各适量。将生姜捣烂，葱白切碎，糯米洗干净之后放入锅中熬煮；等到成粥后加入捣烂的生姜、葱白、米醋，搅拌均匀之后就可以服用了。

⑤ 香菜葱白汤：香菜15克，葱白15根，生姜9克。将香菜、葱白、生姜分别洗净，切碎共放锅中加适量清水煎煮10～15分钟，去渣取汁饮服即可。每日2次，连服2～3日。

⑥ 紫苏粥：大米、紫苏叶各适量。将大米洗干净熬煮，成粥之后加入洗干净的紫苏叶，搅拌均匀，粥开之后就可以起锅服用。

（3）拔罐　在背部行闪罐、走罐或留罐法。

（4）温熨　用艾条或电吹风，温熨大椎、曲池、风池、迎香、合谷。

（5）推拿　按揉合谷、风池、大椎。

（6）耳穴　肺、外鼻（王不留行贴压）。

7.1.2　风热犯肺卫证

（1）证候　恶寒轻、发热重，口微渴，轻微汗出，头胀痛，咽喉红肿、疼痛，咳嗽，咳黄黏痰，舌尖红（图7.2），舌苔薄白或微黄，脉浮数。

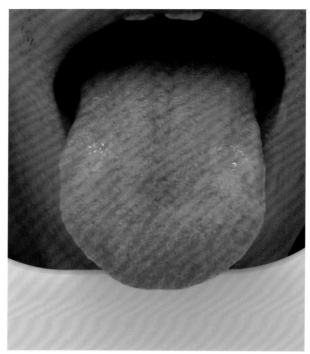

🐾 图7.2 舌尖红，苔薄黄

（2）食疗

① 桑叶、菊花、薄荷、生甘草各10克，混合后用沸水冲泡或者煎煮，代茶频饮。

② 白萝卜250克切片，加水3茶杯，煎成2茶杯，加适量白糖，趁热喝1杯，30分钟后，温热再喝1杯。

③ 金银花15克，薄荷5克，鲜芦根20克。先将金银花、芦根加水500毫升，煮15分钟，后下薄荷煮沸3分钟，滤出，温服。

④ 杨桃、雪梨、草莓、西红柿、猕猴桃、西瓜等水果，生吃或榨汁饮用。

⑤ 杭菊糖茶：杭菊30克，白糖适量。将杭菊花放茶壶内，加开水浸泡，加适量白糖，饮用。

⑥ 薄荷粥：薄荷15克，煎取药汁候凉。取粳米60克加水煮粥，待粥将成时，加入薄荷汁及适量冰糖。稍温即服，得汗最佳。薄荷为疏散风热之要药，加粳米、冰糖制粥，能促使出汗，又有护胃作用。

⑦ 桑叶薄荷饮：桑叶5克，菊花5克，薄荷3克，苦竹叶30克。将上药用清水洗净，放入茶壶内，用开水泡或者煎煮10分钟即可，随时饮用。

⑧ 三花茶：金银花15克，菊花10克，茉莉花3克。将金银花、菊花、茉莉

花放入茶杯中，用沸水冲泡，闷泡10~15分钟即可，代茶饮用。

⑨ 双花红果饮：金银花30克，菊花15克，山楂10克，蜂蜜30克。将山楂用热水浸泡30分钟，加入金银花、菊花，置武火上水煎3分钟，滤过，稍凉兑入蜂蜜搅匀。每日1剂，分2次饮服。

（3）拔罐　在背部行闪罐、走罐或留罐法。大椎行刺血拔罐法。

（4）推拿　按揉合谷、风池、大椎。

（5）放血　少商点刺放血。

（6）耳穴　肺、外鼻（王不留行贴压）；耳尖点刺放血。

7.1.3　湿热犯卫气分证

（1）证候　身热，恶寒，少汗，头重头痛，四肢困倦沉重，胸闷，胃胀满，或咳嗽，舌淡红，苔白腻或淡黄腻（图7.3），脉缓。

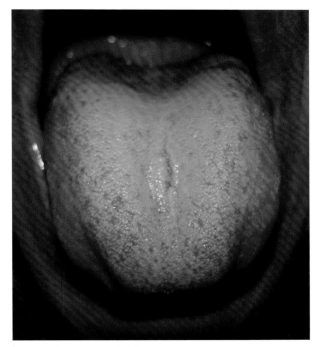

图7.3　舌苔淡、黄腻

（2）食疗

① 生薏苡仁、赤小豆、绿豆各50克，煮粥食用。

② 鲜苦瓜200克，榨汁饮用。

③ 冬瓜200克，煎水饮用。

④ 金钱草15克，藿香10克，鲜车前草30克，水煎服，每日一剂。

⑤ 薏苡仁荷叶茶：薏苡仁30克，白术15克，陈皮15克，荷叶12克（或鲜荷叶一张）。先将薏苡仁用清水浸泡30～50分钟，将白术、陈皮一同放入砂锅中，加入适量清水，煮沸后再煎煮15～20分钟，再加入荷叶煎煮5分钟，代茶饮。

⑥ 素烧苦瓜：新鲜苦瓜200克，切丝，先用开水浸泡片刻以去苦味，再入油锅烧炒至九成熟，出锅，勾欠（含有盐、味精）浇汁。

⑦ 薏苡仁红豆粥：薏苡仁、红豆、红糖或冰糖各适量。薏苡仁和红豆按照2：1的比例配好，二者洗净后先加水浸泡一晚上。第二天早起时放入锅中，大火煮开，小火煲到薏苡仁烂熟，加冰糖或红糖即可。

⑧ 苦丁茶：苦丁茶适量，泡水饮用。

（3）拔罐　在背部行走罐或留罐法。大椎行刺血拔罐法。

（4）推拿　按揉合谷、风池、大椎。

（5）耳穴　肺、脾（王不留行贴压）。

7.2　咳嗽

咳嗽是人体清除呼吸道内的分泌物或异物的保护性呼吸反射动作，它既是一种生理性保护反应，也是常见的疾病症状。中医认为，外感六淫、脏腑内伤可导致肺的宣发、肃降功能失调而导致咳嗽。外感六淫，指风、寒、暑、湿、燥、火；脏腑内伤，如肺气虚、肺阴虚、痰饮犯肺、脾虚生痰犯肺、肝火犯肺、肾阳亏虚等。咳嗽，其病位在肺，但其他脏腑功能失调也会影响肺而导致咳嗽；其病机为肺的宣发、肃降功能失调。咳嗽，现代医学多见于上呼吸道感染、急性咽炎、急性支气管炎、慢性支气管炎、肺气肿、肺炎、肺结核、支气管扩张、肺癌等疾病。

咳嗽的病机复杂，中医辨证论治有较好的疗效。咳嗽的状态调整，对于非中医专业人士，我们建议主要把握下述几个常见证型：风寒犯肺证、风热犯肺证、肺阴亏虚证、脾虚生痰证。调理方式主要有食疗、拔罐、耳穴等。

7.2.1　风寒犯肺证

（1）证候　咳嗽，咳少量稀白痰，气喘，微有恶寒发热，鼻塞，流清涕，咽痒，或见身痛、无汗，舌淡红或淡白，舌苔薄白（图7.4），脉浮紧。

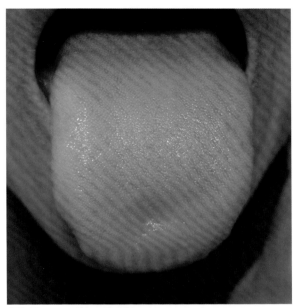

图7.4　舌淡，薄白苔

（2）食疗

① 可口可乐250毫升，加生姜5~10片，约煮10分钟后趁热饮用。

② 粳米50克，煮粥，煮熟后加入新鲜苏叶3~5片，或加入泡紫苏干品的水，食用。

③ 生姜10克，萝卜250克。各切片，煎水趁热频饮。

④ 大蒜2~3瓣，拍碎，放入碗中，加入半碗水，放入一粒冰糖，把碗加盖放入锅中蒸，大火烧开后改用小火蒸15分钟即可。

⑤ 烤橘子：将橘子直接放到小火上烤，并不断翻动，烤到橘子皮发黑、有热气从橘子里冒出。稍凉一会，剥去橘皮，吃温热的橘瓣。大橘子可以分几次吃完，小贡橘可以吃1个，一天2~3次。

⑥ 姜杏汤：杏仁10克左右（泡洗后去掉外皮和内尖，捣碎），生姜6克（去皮，与盐4克一起捣碎），甘草5克（研细末、微炒），一同拌匀，用开水冲成汤，即可饮用。

⑦ 百部生姜汁：百部10克，生姜6克（拍烂），加适量水煎煮20~30分钟，去渣取汁，调入少许蜂蜜，分次温服。

（3）拔罐　在背部行闪罐、走罐或留罐法。

（4）推拿　按揉合谷、风池、大椎。

（5）耳穴　肺、外鼻（王不留行贴压）。

7.2.2 风热犯肺证

（1）证候 咳嗽，咳黄稠痰，口渴，咽痛，鼻塞，流黄浊涕，身热，微恶风寒，舌尖红，苔薄黄（图7.5），脉浮数。

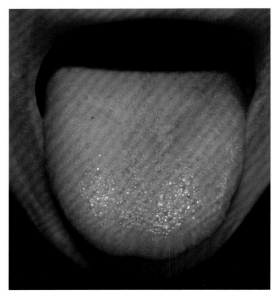

图7.5 舌尖红，苔薄黄

（2）食疗

① 雪梨1个，川贝母3~5克，冰糖适量。一同放入碗内，放入锅中，隔水蒸15~30分钟食用。

② 荸荠3~5个，去皮切片，煎水饮用。

③ 鲜橄榄50克、白萝卜200克，煎汤当茶饮。

④ 鱼腥草50克（布包）、白萝卜1个、猪肺1个，加水炖熟，加盐等调料即可，吃肉喝汤。

⑤ 罗汉果2个、雪梨1个、川贝母5克、冰糖适量，煎水饮用。

⑥ 桑菊杏仁茶：桑叶9克、菊花9克、杏仁6克（捣碎成泥），三者一起入锅水煎，取汁。调入蜂蜜15克，即可温服。

⑦ 梨子汁：梨子100克（洗净去核，切片），川贝母5克（捣烂），桔梗8克，一起入锅，水煎约10分钟。再加入菊花10克，再煮5分钟，去渣取汁。加入冰糖适量，即可温服。

⑧ 煮萝卜水：白萝卜洗净，切成薄片，放入小锅内，加大半碗水，放火上煮开后改用小火煮5分钟即可，待凉饮用。

⑨ 萝卜猪肺汤：萝卜1个，猪肺适量（需先煮熟切片，再焯去血水），杏仁15克。加水共煮1小时。吃肉饮汤。

宜多吃雪梨、枇杷、柿子、白萝卜、藕、无花果、丝瓜等水果或食材。

（3）拔罐　在背部行闪罐、走罐或留罐法。大椎行刺血拔罐法。

（4）推拿　按揉合谷、风池、大椎。

（5）放血　少商点刺放血。

（6）耳穴　肺、外鼻（王不留行贴压）；耳尖点刺放血。

7.2.3　肺阴亏虚证

（1）证候　干咳，或痰少而黏，或咳血，咽干，口燥，口渴，手足心热，便秘，盗汗，舌红，苔少而干（图7.6），脉细数。

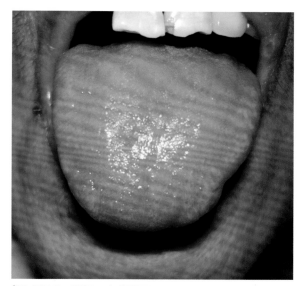

图7.6　舌红，少苔而干

（2）食疗

① 雪梨2个、川贝母5克、冰糖适量，煎水饮用。

② 燕窝1只或银耳适量，发水浸泡24小时后，炖冰糖食用。

③ 花生浆，沸腾后冲鸡蛋清食用。

④ 银耳梨膏：银耳10克（浸软洗净），梨100~150克（去核，切片）。一起放入锅中，加适量水同煮，待银耳软烂、汤稠时加入冰糖15克，溶化后即可温服。

⑤ 荸荠百合羹：荸荠（马蹄）30克，百合1克，雪梨1个，冰糖适量。将荸

荠洗净去皮捣烂，雪梨洗净连皮切碎去核，百合洗净后，三者混合加水煎煮，后加适量冰糖煮至熟烂汤稠。温热食用。

⑥ 燕窝西洋参汤：燕窝10克（清水浸泡洗净，捡去羽毛杂质），西洋参5克（洗净，切薄片），冰糖少许。一同放入炖盅内，再加开水适量，炖盅加盖，用文火隔水炖3小时，调味后食用。

⑦ 银耳百合沙参汤：银耳10克（清水浸泡数小时至胀开，洗净），百合15克，北沙参10克，冰糖适量。一同放入砂锅中，加清水适量，武火煮沸后改用文火煮约1小时，取汁，稍温饮服。

⑧ 百合杏仁粥：鲜百合50克（干百合30克），杏仁10克（去皮、打碎），粳米50克。同煮为稀粥，调入适量白蜂蜜，温食，每日3次。

⑨ 杏仁炖雪梨：甜杏仁15克，去皮打碎；雪梨1只，去皮切片，加冰糖20克，加适量水，隔水炖煮1小时。每天早晚各1次，连服3~5次。

（3）耳穴　肺、肾（王不留行贴压）。

（4）推拿　揉按太溪、三阴交。

7.2.4　脾虚生痰证

（1）证候　咳嗽，痰多色白，质稀易咳，面色苍白或萎黄，疲乏无力，四肢倦怠，食欲欠佳，大便稀软，或面部、下肢浮肿，舌淡白，或淡白而嫩，边有齿痕，苔白腻（图7.7），脉虚或弱。

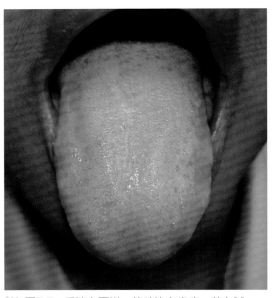

图7.7　舌淡白而嫩，偏暗边有齿痕，苔白腻

（2）食疗

① 山药120克，杏仁12克，大米50克。山药去皮切块，杏仁去皮尖，加大米、水煮粥食用。

② 大枣10个、白果3～5个、大米50克，加水煮粥食用。

③ 黄芪虫草鸡汤：母鸡肉100克，洗净，去肥油，切成小块。将鸡块放入沸水中氽一下，与黄芪10克，冬虫夏草5克，陈皮3克一起放入炖盅内，盅内再加入适量开水，用文火隔水炖3小时，调味后即可食用。

④ 豆浆粥：豆浆500克，与淘洗干净的粳米50克一起放入砂锅中，先用旺火烧开，再转用文火熬煮成稀粥（稀粥熬煮到表面有粥油），加入适量砂糖调味，即可温服。

⑤ 薏苡大枣粥：薏苡仁30克、大枣10克、陈皮5克、粳米100克，煮成稀饭，每日分3次食完，连服10日为1个疗程。

⑥ 柚子肉炖鸡：柚子1个，带皮切块，鸡肉丁500克，加水适量，食盐调味，隔水炖熟，饮汤吃鸡肉，3日1剂，连服10剂。

（3）耳穴　肺、脾（王不留行贴压）。

（4）灸法　灸足三里、中脘、肺俞、脾俞。

（5）推拿　揉按气海、关元、阴陵泉、足三里、三阴交。

7.3　失眠

失眠是指经常不能获得充足的睡眠，甚至彻夜难眠。失眠包括睡眠时间的不足和睡眠质量不佳两个方面，通常表现为入睡困难、多梦、易惊醒和早醒等症状。中医认为，失眠的核心病机是阳不入阴。现代医学把失眠分为原发性睡眠障碍、继发性睡眠障碍、假性失眠等临床类型。

中医辨证论治失眠有很好的疗效，其特点为可以根治、睡眠质量好。不足之处：开始阶段起效可能慢些。所以建议失眠可以中西医结合治疗，西医治标，中医治本。失眠的状态调整，对于非中医专业人士，我们建议主要把握虚实两端：心火亢旺证、心阴血虚证。失眠的调理首选耳穴，兼以食疗、推拿。

7.3.1　心火亢旺证

（1）证候　入睡困难，多梦，易惊醒，或早醒，心烦，急躁易怒，口苦，小便黄，大便干结难解，舌尖红，苔薄黄（图7.8），寸脉浮滑。

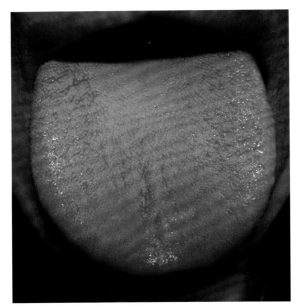

🌸 图7.8　舌尖红，苔薄黄

（2）耳穴　神门、心、脑点（王不留行贴压）。

（3）食疗

①苦丁茶：苦丁茶适量，泡水饮用，可多饮。

②苦瓜文蛤汤：苦瓜250克、文蛤250克，加少量姜丝、盐，煮汤饮用。

③黄花菜100克、西红柿100克、排骨200克，加少许盐，炖汤饮用。

④苦笋小肠汤：苦笋250克、猪小肠250克，加少许盐，煮汤食用。

⑤莲子心15克、淡竹叶10克、夏枯草30克，煎水当茶饮。

⑥莲子心茶：莲子心适量，沸水泡饮。

⑦竹叶粥：竹叶（或淡竹叶）15克，白米100克。先水煎竹叶，过滤取汁，备用。白米加水煮粥，半熟后加入药汁，煮至米烂粥稠，加冰糖适量调味，代早餐服食。

（4）推拿　揉按涌泉、百会、太溪、内关、三阴交、阳陵泉。

（5）拔罐　拔罐或走罐背部的心俞、肝俞、胆俞、膏肓俞，足底拔罐。

7.3.2　心阴血虚证

（1）证候　入睡困难，多梦，易惊醒，健忘，心悸，心烦，易惊恐，眩晕，面色苍白，唇舌色淡，苔少或薄白（图7.9），脉细无力。

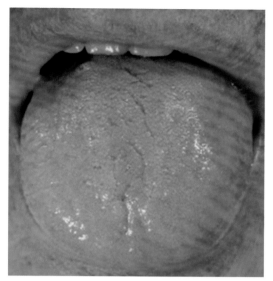

🐾 图7.9　舌淡嫩紫，苔薄白

（2）耳穴　神门、心、脾、脑点（王不留行贴压）。

（3）食疗

① 酸枣仁10～50克或柏子仁10～50克，煎汤或泡水，加珍珠粉0.3克，每晚睡前饮用。

② 百合20克（后下）、大枣20克、龙眼肉20克、核桃15克，大米50克，煮粥食用。

③ 麦冬百合粥：麦冬15克，百合30克，合欢皮15克，粳米100克。先水煎上3味药，取汁，加米煮粥，晨起做早餐食之。

④ 柏子仁酸枣仁炖猪心：柏子仁15克，酸枣仁20克，猪心1个，食盐适量。先将柏子仁、酸枣仁研细成末，猪心洗净血污；再把柏子仁、酸枣仁粉放入猪心中，用砂锅加水适量炖至熟即可食用。食猪心、喝汤。每次适量服用。每周1次。

⑤ 龙眼大枣粥：十几枚龙眼肉，大枣7枚，加入粳米50克，适量水，熬粥。每日2次。

⑥ 灵芝何首乌粥：何首乌、灵芝15克，糯米50克，加入水，取汁去渣，熬成粥。

⑦ 大枣甘麦舒心茶：大枣12枚，小麦30克，甘草6克，合欢花9克，加水煮沸后用小火煮5分钟。冷却后调入蜂蜜，每日1剂，代茶饮。

⑧ 每晚临睡前饮用温牛奶1杯。

（4）推拿　揉按涌泉、太溪、内关、三阴交、足三里、百会。

（5）其他　睡前热水泡脚也有助于睡眠。

7.4　消化不良

消化不良是一种临床综合征，是由胃动力障碍所引起的疾病，主要表现为上腹痛、上腹胀，嗳气，食欲不佳或不振，腹胀，大便不成形或稀溏等症状。中医认为，消化不良是因饮食不节制、感受外邪或脾胃内伤，引起脾的运化功能和胃的受纳腐熟功能失调所致。消化不良的病位主要在脾胃。现代医学把消化不良分为功能性消化不良和器质性消化不良。

中医辨证论治消化不良有很好的疗效。消化不良的状态调整，对于非中医专业人士，我们建议主要把握邪滞胃肠证、脾胃虚弱证。消化不良的调理首选食疗。

7.4.1　邪滞脾胃证

（1）证候　腹部胀满或疼痛，食欲不佳或不振，嗳气，泛酸，大便非常臭秽，腹泻或排便不畅，舌苔厚腻（图7.10），脉滑。

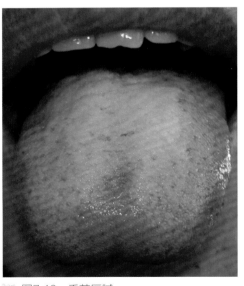

图7.10　舌苔厚腻

（2）食疗

①老熟普洱茶10克，泡茶频饮。

② 神曲30克、炒山楂30克、炒莱菔子30克，煎水当茶饮用。

③ 山楂饮：炒山楂9克。将炒山楂研为细末，加少许糖，用沸水冲服。

④ 神曲茶：神曲15克、丁香2克，用沸水冲泡饮用。

⑤ 三鲜消滞饮：鲜山楂20克，鲜萝卜30克，鲜青橘皮6克，冰糖适量。将山楂、萝卜、青橘皮洗净切丝，加水适量，用旺火煮开后改用文火煮30分钟，弃渣取汁，加入冰糖煮沸即成。每日3次，每次20～30毫升，连饮3日。

⑥ 佛手姜汤：佛手10克，姜6克，白糖适量。先将姜、佛手放入砂锅中加水煎煮，去渣后加入适量白糖即可，代茶频饮。

⑦ 山楂麦芽茶：山楂30克，生麦芽15克，生谷芽15克，陈皮6克。将材料先浸泡1小时，再煮半小时，可煮2～3碗，当茶水喝。

（3）推拿　揉按中脘、天枢、气海、足三里、阴陵泉、阳陵泉、太冲、内关。捏脊，尤适用于小儿。

（4）拔罐　在中脘、神阙、天枢等部位拔罐，留罐10分钟左右。

（5）耳穴　脾、胃、肝（王不留行贴压）。

7.4.2　脾胃亏虚证

（1）证候　腹部胀满，或腹部隐痛，食欲不佳或不振，嗳气，大便不成形或稀溏，面色萎黄或苍白，手掌黄，易疲乏，四肢倦怠，舌淡白而嫩，苔薄白或少（图7.11），脉虚或弱。

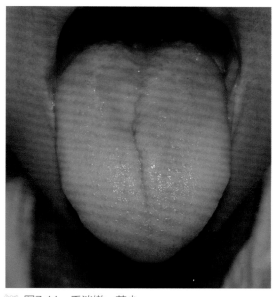

图7.11　舌淡嫩，苔少

（2）食疗

① 大枣小米粥：大枣10个、小米30克，熬粥食用。

② 莲子山药粥：莲子30克、山药80克、大米50克，熬粥食用。

③ 生扁豆，炒黄炒香食用。

④ 茯苓粉、面粉等量，炒黄炒香后研粉，加白砂糖适量，冲米糊食用。

⑤ 山药粥：鲜山药100克，大米50克。山药洗净切片，与大米同煮为粥。空腹食用，每日2次。

⑥ 小米香菇粥：小米、香菇各适量，熬粥食用。

⑦ 红萝卜粥：红萝卜250克左右，洗净切片，粳米100克。一同放入锅中，共煮成粥。煮熟后可加适量油盐调味食用。

（3）推拿　揉按天枢、气海、关元、足三里、阴陵泉。

（4）艾灸　天枢、气海、关元、足三里、阴陵泉。

（5）耳穴　脾、胃、肝（王不留行贴压）。

7.5　便秘

排便次数减少，大便干结，排便困难，具有其中两个症状，即为便秘。生活方式不良，如进食瓜果蔬菜过少、饮水过少、运动过少都可导致便秘。在这种情况下，通过调整生活方式，便秘即可得到缓解。中医认为，过食辛燥、热性的食物，外感燥、热病邪损耗阴津，脏腑气血津液内伤导致阴血亏虚、脾气虚，都可使肠道失却濡润，大肠气化失司，而导致便秘。现代医学认为，便秘有器质性便秘和功能性便秘两类。顽固性便秘，或久治不愈的便秘，需及时看肛肠专科医师。

中医辨证论治便秘有很好的疗效，其特点为可以根治。便秘的状态调整，对于非中医专业人士，我们建议主要把握下述三个证型：胃肠燥热证、脾气虚证、阴血亏虚证。便秘的调理首选食疗，兼以推拿。

7.5.1　胃肠燥热证

（1）证候　大便干结，排便困难，排便次数少，严重者数日排便一次，或有腹胀腹痛，小便黄、少，口渴，或有面部痤疮，或有心烦失眠，口臭，舌质红，苔黄燥（图7.12），脉实。

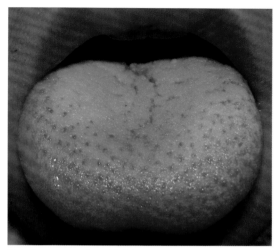

🐿 图7.12　舌红，苔黄燥

（2）食疗

① 白萝卜250克、红薯250克，切块煮汤，既可喝汤也可食用。

② 鲜芦荟、白萝卜各适量，切成丝，加入酱油、香油、盐，凉拌食用。

③ 番泻叶3～6克，沸水冲泡饮用。

④ 酸奶150毫升，加入适量绿茶叶粉末和蜂蜜，搅匀后空腹饮用，每日1～2次。

⑤ 冰糖炖香蕉：去皮香蕉2～3个，加冰糖适量，清水炖熟服用。如果是芭蕉可连皮炖熟。

⑥ 麻油拌菠菜：鲜菠菜250克，洗净，沸水中加入适量食盐调味，把菠菜放入沸烫约3分钟，取出，加香油拌匀服食。

⑦ 百合梨米粥：雪梨1个（洗净后连皮切碎）、梗米100克，加适量水大火煮开，然后加鲜百合50克（花待放、瓣肥厚者尤宜），慢火微炖，煮粥食用。

（3）穴位敷贴　将大黄、芒硝各9克研粉，用醋调成膏状，敷于神阙，以胶布固定。2天后换药。

（4）推拿　揉按天枢、章门、气海、足三里、承山、合谷、太冲。

（5）耳穴　脾、胃、大肠、肝（王不留行贴压）。

7.5.2　脾气虚证

（1）证候　排便困难，虽用力排便也难排出，排便后常常感觉疲乏无力，大便正常或干结，腹部胀满，或腹部隐痛，食欲不佳或不振，面色萎黄或苍白，手掌黄，易疲乏，四肢倦怠，舌淡白而嫩，苔薄白或少（图7.13），脉虚或弱。

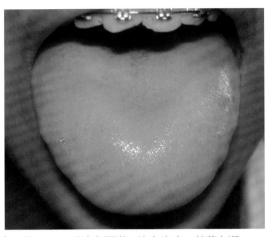

图7.13　舌淡白而嫩，边有齿痕，苔薄白润

（2）食疗

① 生白术30～100克、生黄芪15克、陈皮10克，炖牛肉或排骨，吃肉喝汤。

② 生白术200克、山药200克、枳壳30克，研粉，用蜂蜜水吞服，每次5～10克，每日1～2次。

③ 大枣，食用，每次5～10粒，每天2～3次。

④ 白术粥：用生白术40克水煎取汁，加大米60克煮为稀粥，早晚服食。

⑤ 红薯蜜糖饮：红薯200克，大枣30克，蜂蜜适量。先将红薯洗净，削去外皮，并切碎，和大枣一起入锅，加水500毫升左右，用旺火熬煎至200毫升时，再将蜂蜜加入和匀，用文火煎10分钟，冷后即可服用。

⑥ 山药核桃粥：鲜山药100克，扁豆、核桃肉各50克，大米60克，盐、味精、生姜、葱花各适量。将山药洗净切片，与扁豆、核桃肉、大米一同入锅内，加适量水煮粥，待粥熟后加盐、味精、生姜、葱花调味食用。

（3）推拿　揉按天枢、章门、气海、关元、足三里、阴陵泉。

（4）艾灸　天枢、章门、气海、关元、足三里、阴陵泉。

（5）耳穴　脾、胃、大肠（王不留行贴压）。

7.5.3　阴血亏虚证

（1）证候　大便干结，排便困难，排便次数少，严重者数日排便一次，或有腹胀腹痛，小便黄、少，口渴，咽干，鼻干，口唇皲裂，皮肤干燥脱屑，或有面色、唇、指甲淡白，或有手心、脚心发热，舌淡红或红，苔少（图7.6），脉细数。

（2）食疗

① 胡萝卜黄瓜汁：胡萝卜、黄瓜各1条，榨汁饮用。

② 黑芝麻10克，干白木耳20克，冰糖10克，水400毫升。将泡好的白木耳与炒熟的黑芝麻放到锅里，加400毫升水，小火煎煮10分钟，放入冰糖饮用。

③ 核桃仁、黑芝麻各30克，共捣如泥，开水冲服，每日1次，空腹服用。

④ 当归40克、肉苁蓉40克、陈皮10克，炖鸭或排骨，吃肉喝汤。

⑤ 石斛30克，炖乌鸡或母鸭，吃肉喝汤。

⑥ 首乌粥：制首乌30克水煎取汁，加大米60克煮成稀粥，早晚服食。

⑦ 杏仁炖雪梨：将杏仁10克、雪梨1个、白砂糖30～50克，一同放碗中，加适量清水，隔水蒸熟（1小时）即成。喝汤吃梨。

⑧ 芝麻粥：黑芝麻适量，将黑芝麻淘洗干净，晾干炒熟研碎，每次取30克，与粳米100克同煮成粥即成。常食有效。

另外，香蕉、花生、木耳菜也可选用。

（3）推拿　揉按天枢、气海、三阴交、太溪、足三里、阴陵泉。

（4）耳穴　脾、胃、大肠（王不留行贴压）。

7.6　腹泻

腹泻是一种常见症状，是指排便次数明显超过平日习惯的频率，粪质稀薄，水分增加，每日排便量超过200克，或含未消化食物或脓血、黏液。中医认为，外感寒、湿、热，脾胃内伤，肝郁犯脾，肾阳不能温煦脾阳，都可以导致脾的运化功能和胃的腐熟受纳功能失调，从而出现腹泻。现代医学认为，许多病因都可以导致腹泻，常见的病因有胃肠道细菌、病毒感染，消化不良，食物中毒，肠易激综合征，大肠癌等。

中医辨证论治腹泻有很好的疗效。腹泻的状态调整，对于非中医专业人士，我们建议主要把握下述三个证型：胃肠寒湿证、胃肠湿热证、脾胃亏虚证。腹泻的调理首选食疗和艾灸，兼以拔罐、推拿、耳穴等。

7.6.1　胃肠寒湿证

（1）证候　腹泻，大便清稀，腹痛，或有腹胀，肠鸣，或有恶心、呕吐、嗳气，食欲不佳或不振，头痛，身痛，或有恶寒、发热，舌淡白或淡红，苔白或白腻（图7.14），脉浮。

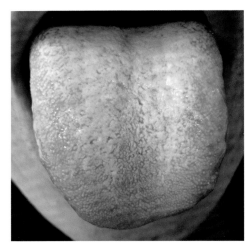

🐲 图7.14　舌淡白而紫，苔白厚腻

（2）食疗

① 生姜30克、陈皮10克、胡椒5克，炖排骨、鸡或鸭，去汤上油沫后饮用。

② 生姜30克、焦白术30克，八角茴香、花椒各少许，粳米30克。将生姜、焦白术、花椒、八角茴香装在纱布包里，放入锅中加水先煮20分钟，然后下粳米煮粥食用。

③ 藿香30克、生姜30克、陈皮10克，煎水饮用，每日1～2剂。

④ 姜橘椒鱼羹：鲫鱼250克，生姜30克，橘皮10克，胡椒3克。生姜片、橘皮、胡椒用纱布包扎后填入鲫鱼肚内，加适量水，小火煨熟，加少许食盐调味。空腹喝汤吃鱼。

⑤ 红糖醴：黄酒50毫升，红糖10克。上二味以小火煮沸，待糖溶化后，停火。每日1剂，趁热顿服。

⑥ 糯米苍白术粥：糯米30克，白术12克，苍术6克。先将糯米略炒一下；白术及苍术加水煮15分钟，去渣取汁，加入糯米煮粥食用。

（3）艾灸　神阙、天枢、气海、关元、足三里、阴陵泉。

（4）拔罐　中脘、神阙、天枢、气海、关元等部位。

（5）推拿　揉按天枢、气海、关元、足三里、阴陵泉。

（6）耳穴　脾、胃、大肠、神门（王不留行贴压）。

7.6.2　胃肠湿热证

（1）证候　泻下急迫，大便黏腻、排便不爽，大便臭秽，肛门灼热感，腹痛，或有腹胀，肠鸣，食欲差，心烦，口渴，或有发热，小便短少而黄，舌淡红或红，苔淡黄腻或黄腻（图7.15），脉滑数。

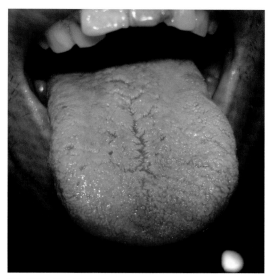

🐾 图7.15　黄腻苔

（2）食疗

① 马齿苋200克、绿豆50克、大蒜30克、盐适量，共煮1小时饮用。

② 苦瓜100克，紫皮大蒜20克，米醋、酱油、香油各适量。苦瓜切丝，大蒜加工成泥，再加米醋、酱油、香油拌匀食用。

③ 扁豆花煎鸡蛋：扁豆花30克，鸡蛋2个，油适量，盐少许。将鸡蛋打入碗中与扁豆花拌匀，用油煎炒，撒入少许盐即可。每日1剂，分2次服用，可连服5～7日。

④ 黄瓜叶速溶饮：鲜黄瓜叶1000克，白糖500克。将鲜黄瓜叶加水适量，煎煮1小时，去渣，再以小火煎煮浓缩，至将要干锅时停火，冷却后拌入干燥的白糖，吸净煎液，混匀，晒干，压碎，装瓶备用。每日3次，每次10克，以沸水冲化，顿服。

⑤ 鲜马齿苋粥：鲜马齿苋50克，粳米50克，调味品适量。将马齿苋洗净切碎，与粳米同入砂锅，加水800～1000毫升，煮成菜粥，适当调味。可作早晚餐服食。亦可加入薏苡仁15～30g同煮。

（3）拔罐　中脘、神阙、天枢、气海、关元等部位。

（4）推拿　揉按中脘、天枢、气海、关元、足三里、阴陵泉、合谷。

（5）耳穴　脾、胃、大肠、神门（王不留行贴压）。

7.6.3 脾胃亏虚证

（1）证候 腹泻，大便稀溏，肠鸣，腹部胀满，或腹部隐痛，食欲不佳或不振，嗳气，面色萎黄或苍白，手掌黄，易疲乏，四肢倦怠，舌淡白而嫩，苔薄白或少（图7.11），脉虚或弱。

（2）食疗

① 焦白术200克、茯苓200克、陈皮30克，研粉，用温开水吞服，每次5～10克，每日2次。

② 莲子30克、山药30克、大枣30克、陈皮10克、糯米100克，煮粥食用。

③ 炒白术30克，山药30克，生姜15克，炖排骨汤、鸡汤或鸭汤，去汤上油沫后饮用。

④ 芡实山药粥：芡实、干山药各30克，糯米50克，砂糖适量。将芡实、山药、糯米洗净后加砂糖，一同煮成粥。供四季早晚餐食用，温热服。

⑤ 莲子芡实粥：莲子15～20克，芡实15～30克，粳米或糯米100克。将莲子、芡实同米共煮成粥。早晚餐食用。

⑥ 大枣糯米粥：山药400克，薏苡仁500克，荸荠粉100克，大枣50克，糯米2500克，白糖250克。将薏苡仁淘洗干净，山药打成粉。用薏苡仁、糯米、大枣入锅煮粥，煮至薏苡仁开花，糯米熟烂时，将山药粉撒入锅内，边搅边撒，约隔20分钟后，将荸荠粉撒入锅内，搅匀，停止加热，将粥盛入碗内，每碗加白糖25克。每次食1小碗，每日2～3次，温热食。

⑦ 扁豆山药粥：扁豆、山药各60克，大米50克。将上3味洗净后一同入砂锅煮粥。可经常服食，小儿量减半。

（3）拔罐 中脘、神阙、天枢、气海、关元等部位。

（4）推拿 揉按中脘、天枢、气海、关元、足三里、阴陵泉。

（5）耳穴 脾、胃、大肠（王不留行贴压）。

7.7 头痛/偏头痛

头痛是临床常见的症状，通常将局限于头颅上半部，包括眉弓、耳轮上缘和枕外隆凸连线以上部位的疼痛统称为头痛，包括头的前、后、偏侧部疼痛和整个头部疼痛。偏头痛仅指头偏侧部的疼痛。中医认为，外感风、寒、湿、热邪，凝滞头部经络；脏腑内伤，功能失调，如肝气上逆犯头，阳虚寒凝血瘀阻滞头部经络，肾精亏虚不能濡养头，中风风痰阻络；外伤瘀血阻络——都可以导致头痛。现代医学认为，头痛分原发性疼痛和继发性头痛。原发性头痛不能归因于某一确切病因，常见的如偏头痛、紧张型头痛；后者病因可涉及各种颅内病变，如脑血管疾病、颅内感染、颅脑外伤，全身性疾病如发热、内环境紊乱以及滥用精神活性药物等。

中医辨证论治头痛有很好的疗效。头痛的状态调整，对于非中医专业人士，我们建议主要把握下述三个证型：肝气上逆证、寒凝经络证、瘀阻经络证。头痛的调理，肝气上逆证首选针灸、放血、拔罐，寒凝经络证首选艾灸、食疗，瘀阻经络证首选食疗、拔罐。

7.7.1 肝气上逆证

（1）证候　头昏胀痛，两侧为重，情绪激动或发怒后加重，或有眼睛胀满感、心烦、失眠、急躁易怒、口苦、面红目赤，或兼胁痛，舌淡红或红，苔薄白或黄，脉浮弦，以左寸关脉尤为明显。

（2）耳穴　神门、肝（王不留行贴压）。

（3）放血　太阳点刺放血。耳尖、降压沟点刺放血。

（4）推拿　揉按百会、风池、太阳、印堂、合谷、太冲、阳陵泉。

（5）拔罐　大椎行刺血拔罐法。

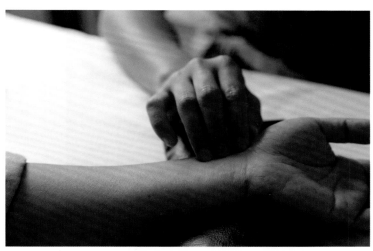

图7.16　寸口脉寸关尺三部

（6）食疗

① 天麻30克、怀牛膝50克，炖少量鸭或甲鱼，吃肉喝汤。

② 夏枯草30克、钩藤30克、菊花15克，水煎20分钟后当茶饮。

③ 天麻焖鸡块：笋鸡（供食用的小而嫩的鸡）500克，天麻15克，水发冬

菇50克，鸡汤500毫升，料酒6克，精盐6克，味精2克，白糖15克，淀粉15克，葱5克，姜5克，鸡油15克，植物油适量。天麻洗净，切成薄片，放入小碗内上屉蒸熟（约10分钟）。将鸡去骨切成3厘米见方的块，用油汆一下，再将葱、姜用油煸出香味，加入鸡汤、料酒、精盐、白糖、味精，再倒入鸡块用小火焖40分钟。加天麻片、水发冬菇再焖5分钟左右，用淀粉勾芡，淋入鸡油即成。

④ 芹菜煮鸡蛋：鸡蛋2个，芹菜根250克，调料少许。同煮，蛋熟加少许调料，然后连汤服食，每日1剂。连服数日。

⑤ 决明子茶：决明子适量，泡水饮用。

7.7.2 寒凝经络证

（1）证候　头痛较甚，遇寒吹风后或天气变化时加重，温熨后减轻，平时怕冷，或有腰背、四肢疼痛，面色晦暗，口唇偏紫，舌淡暗或淡紫，苔白润（图7.17），脉紧或弦。

（2）食疗

① 肉桂10克、川芎10克、当归30克、生姜30克、羊肉100克，煲汤，吃肉喝汤。

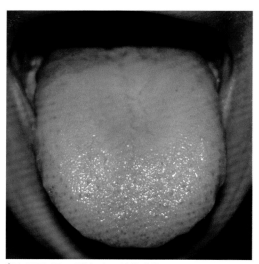

🌸 图7.17　舌淡暗，苔薄白润

② 肉桂10克、干姜10克、川芎10克、花椒5克，布包炖排骨、鸡、鸭或鸽子汤，吃肉喝汤。

③ 肉桂30克、当归30克、川芎10克，冰糖适量，泡白酒饮用。

④ 全蝎10克、鸡肉适量、盐少许，炖汤服用。

⑤ 菊芎羊肉煲：羊肉100克，杭白菊20克，川芎10克，白芍15克，牛膝12克，生地20克，防风15克，羌活12克，香附12克，藁本10克，木瓜10克。把全部用料放入锅内，武火煮滚，后用文火煲1小时30分钟。吃肉喝汤。

⑥ 葱白姜汤：葱白7根，生姜9克。将葱白切段，生姜切丝，加适量水煎汤。趁热饮服，覆被取汗，汗出则愈。

⑦ 天麻川芎炖鱼头：鳙鱼（大头鱼）或草鱼（大鱼）头1个，川芎10克，白芷10克，天麻10克，生姜2片，植物油、盐各少许。将鱼头洗净，去鳃。起油锅，下鱼头剪至微黄，取出备用；川芎、白芷、天麻、生姜片洗净。把全部用料一起放入炖盅内，加清水适量，炖盅加盖，文火隔水炖40分钟，加盐调味食用。

⑧ 姜橘汤：生姜、橘皮各15克。将生姜切片，橘皮研末，放入砂罐，加适量水，文火煎煮15分钟，滤去药渣，早、中、晚饭前分3次服用。

（3）艾灸　百会、风池、太阳、印堂。

（4）耳穴　神门、皮质下（王不留行贴压）。

（5）拔罐　在背部行走罐或留罐法。

（6）推拿　揉按百会、风池、太阳、印堂、合谷。

7.7.3　瘀阻经络证

（1）证候　头部刺痛，或有头部外伤史，或为中风后头痛，或有颅内肿瘤，天气变化时加重，口唇紫，舌质紫（图7.18），或有瘀斑、瘀点，或舌下络脉瘀紫怒张。

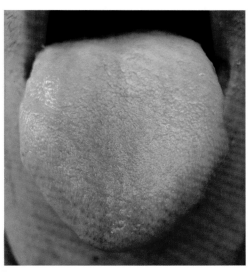

🐾 图7.18　舌质紫

（2）食疗

① 川芎15克、当归15克、生地黄30克，炖排骨、鸡或鸭汤，吃肉喝汤。

② 川芎30克、苏木30克、当归30克、生白芍30克、冰糖适量，泡白酒饮用。

③ 全蝎10克、鸡肉适量、盐少许，炖汤服用。

④ 川芎白芷炖鱼头：鳙鱼（花鲢）头1个，川芎3～9克，白芷6～9克，调味品适量。将川芎、白芷用纱布包，与鱼头共煮汤，文火炖至鱼头熟透，调味即可。饮汤食鱼头。

⑤ 三七炖田鸡：肥田鸡2只（约200克）去皮、头、内脏，三七15克打碎，大枣4个去核，一同入炖盅，加适量水，大火煮沸后改小火炖1～2小时。饮汤吃肉，每日1剂。

（3）耳穴　神门、皮质下（王不留行贴压）。

（4）拔罐　在背部行走罐或留罐法。大椎行刺血拔罐法。

（5）推拿　揉按百会、风池、太阳、印堂、合谷。

（6）艾灸　百会、风池、太阳、印堂。

7.8　呃逆

呃逆是指气从胃中上逆，喉间频频作声，声音急而短促，是由横膈膜痉挛收缩引起的。呃逆既可能是一种生理现象，也可能是一种病理现象。中医认为，饮食不当、脾胃虚弱，可致胃失和降，以致胃气上逆；情志不遂，肝气郁结或肝郁化火，横逆犯胃，导致胃气上逆——以上病因都可导致呃逆。

中医辨证论治呃逆多数有较好的疗效，少数则非常难治。呃逆的状态调整，对于非中医专业人士，我们建议主要把握胃气上逆证即可。呃逆的调理，首选耳穴，通常可以迅速取效。

胃气上逆证

（1）证候　喉间呃呃连声，声音短促，频频发出，病人不能自制。

（2）食疗

① 柿蒂丁香汤：柿蒂20~30克、丁香6～9克，加水500～600毫升，煎取300～400毫升，即可。每次150～200毫升，每日2次。

② 止呃散：韭菜子30～50克，放铁锅内炒熟，研成细末即可。每次6～9克，每日2次，温开水送服。

③ 桔皮藿香汤：陈桔皮30克、藿香30克，加水500～600毫升，煎煮至

200毫升，滤取汁，即可。每次200毫升，每日2次。

（3）耳穴　膈、神门、胃、肝、脾（王不留行贴压），或用锐物直接点压膈。

（4）拔罐　在背部行走罐。

（5）穴位敷贴　将吴茱萸9克研粉，用醋调成膏状，敷于涌泉，以伤湿止痛膏固定。

（6）推拿　揉按内关、足三里、太冲。

7.9　腰痛

腰痛是以腰部一侧或两侧疼痛为主要症状的一种病症。中医认为，外感风、寒、湿、热，凝滞经络；外伤或脏腑内伤，瘀血阻络；"腰为肾之府"，肾虚不能濡养腰部，都可以导致腰痛。现代医学认为，肾脏疾病、尿路结石、风湿病、腰肌劳损、腰椎间盘突出、脊椎及脊髓疾病、妇科盆腔疾病都可能出现腰痛。

中医辨证论治腰痛有很好的疗效。腰痛的状态调整，对于非中医专业人士，我们建议主要把握下述两个证型：湿邪阻络证、肾虚证。腰痛的调理，主要采用食疗、理疗、推拿、拔罐等手段。

7.9.1　湿邪阻络证

（1）证候　腰部酸痛，天气变化时加重，睡觉后加重，活动后减轻，舌苔腻（寒湿为白腻，湿热为黄腻）（图7.19）。

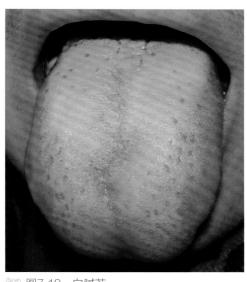

图7.19　白腻苔

（2）食疗

① 寒湿腰痛（舌苔白腻）者——猪腰1个（或羊腰1对）（去白筋）、黑豆100克、八角茴香3克、桂皮5克、生姜9克、盐适量，共煮熟，吃猪腰和黑豆，喝汤。可常食。

② 湿热腰痛（舌苔黄腻）者——生薏苡仁30克、赤小豆30克、大米100克，熬粥食用；或生薏苡仁30克、土茯苓30克，炖麻鸭食用（喝汤时，汤面上的油沫要去掉）。

③ 茴香炖猪肾：小茴香20克，猪腰1对，盐、姜、酒、清水各适量。先将猪腰洗净后，在凹处剖一口，将茴香、盐装入剖口内，用白线缝剖口后，放入锅内，加适量姜、酒、清水，用文火炖熟后食用，每周1次。

④ 肉桂蜂蜜茶：肉桂粉1茶匙、蜂蜜适量。将500ml沸水冲入肉桂粉，待水温稍凉之后再调入蜂蜜，搅拌均匀，温服。

⑤ 黑豆姜枣茶：炒黑豆适量、生姜（带皮切片3片），大枣3颗。炒黑豆与700ml开水同煮，水沸后转中小火，再加入生姜片、大枣同煮20分钟，温服。

⑥ 茯苓粥：粳米100克（淘净）与茯苓粉20克一起放入锅中，加入适量水，调至武火将水烧沸，水开后转用文火熬至糜烂，然后加入适量盐、若干生姜粒，搅匀即成。每天早晚各服用一次，根据口味可加入红糖。

另外，宜多食豆芽、莲藕、冬瓜、苦瓜、苦笋等食物。

（3）拔罐　在腰部行留罐法。

（4）推拿　揉按或艾灸肾俞、局部痛点。

（5）耳穴　神门、肾（王不留行贴压）。

7.9.2　肾虚证

（1）证候　腰部隐隐作痛，劳累后或性生活后加重，膝软，或有足跟痛，头晕，耳鸣，健忘，易脱发，牙齿易松动，夜尿多，性欲低下，男子遗精、阳痿、早泄，脉虚或弱，尤以尺脉为甚。

（2）食疗

① 山茱萸20克，粳米60克，白糖适量。将洗净之山茱萸与粳米一同放入砂锅或陶瓷锅内煮粥，待粥将成时，加入白糖适量，稍煮即可。

② 熟地山药枸杞粥：熟地黄20克，山药、枸杞子各50克，大米100克。先取前三者加适量的水煎煮30分钟，再倒入大米煮成粥，代早餐。

③ 炒杜仲30克、猪腰1个（或羊腰1对）（去白筋）、盐少许，炖汤，吃肉喝汤。

④ 山药50克、羊肉200克、生姜、盐适量，炖汤，吃肉喝汤。

⑤ 杜断腰花汤：杜仲、川续断各20克，猪腰1对（洗净，切成腰花），姜片适量。先将杜仲、川续断煎取浓汁后，倒入腰花中，武火热锅，加入姜片等炒熟即可食用，每周1次。

⑥ 杜地山药粥：熟地20克，山药、枸杞子各50克，大米100克。先取前三者加适量的水煎煮半小时，再倒入大米煮成粥，代早餐。

⑦ 猪腰汤：猪腰2只（去筋膜切碎），加核桃仁60克、黑豆90克和适量水煮熟，加入适量盐及葱姜。

（3）耳穴　神门、肾（王不留行贴压）。

（4）艾灸　肾俞、命门、腰部痛点。

（5）推拿　揉按肾俞、命门、腰部痛点、太溪。

（6）拔罐　在腰部行留罐法。

7.10　足跟痛

足跟痛是指足跟一侧或两侧疼痛，不红不肿，行走不便。中医认为，外感风、寒、湿邪，凝滞经络，或肾虚，肾不主骨，足跟得不到濡养，都可产生足跟痛。现代医学认为，足跟痛是由于足跟的骨质、关节、滑囊、筋膜等处病变引起的疾病，常见的为跖筋膜炎、跟骨骨刺等。

中医辨证论治足跟痛有很好的疗效。足跟痛的状态调整，对于非中医专业人士，我们建议主要把握肾虚证即可。足跟痛的调理，主要采用食疗、理疗、推拿、拔罐等手段。

肾虚证

（1）证候　足跟隐痛，劳累后或活动后加重，或有腰酸、膝软，或有头晕、耳鸣，脉虚或弱，尤以尺脉为甚。

（2）食疗

① 补骨脂3克，研粉吞服，每日一次。

② 炒杜仲30克、怀牛膝30克、鹿筋1条、加盐适量，炖汤食用。

③ 羊肉90克（切块）、淫羊藿10克、枸杞子15克，洗净一起放入陶瓷锅内，加清水适量，文火煮2小时，至羊肉熟烂为度，调味后即可吃肉喝汤。

亦可参考7.9.2的食疗。

（3）艾灸　命门、肾俞、太溪、足跟痛点。

（4）推拿　揉按命门、肾俞、太溪、足跟痛点。

（5）耳穴　神门、肾（王不留行贴压）。

（6）敷贴　白芥子适量研粉，调开水外敷足跟疼痛处。对较为剧烈的足跟痛有较好的止痛效果。如果有发泡则停用。

7.11　上火

上火，是具有强烈中国特色的概念，一般是指机体功能亢旺所出现的类似"火热"的状态。外感温热或湿热病邪，或外感风寒等病邪入里化热；情绪激动，导致肝火上炎；过食辛辣温热的食物，如烧烤、火锅、油炸食物；熬夜，导致阴虚火旺……这些因素都可导致"上火"。

中医辨证论治上火有很好的疗效。上火的状态调整，对于非中医专业人士，我们建议主要把握下述三个证型：实热证、湿热证、阴虚火旺证。上火的调理，主要采用食疗、推拿、拔罐等手段。

7.11.1　实热证

（1）证候　身体燥热，面色偏红，或有眼睛红、眼屎多，面部青春痘，或有嘴角疱疹，口苦、口渴、咽痛、失眠、多梦、心烦、急躁易怒、小便黄、大便干结难解，舌红苔黄（图7.20），脉实有力。

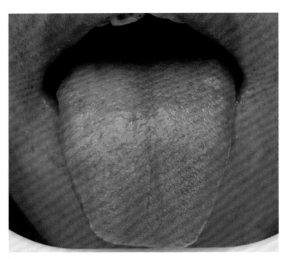

🌸 图7.20　舌红苔黄

（2）食疗

① 苦瓜炖排骨汤，吃苦瓜喝汤。

② 莲藕炖排骨或大骨汤，吃藕喝汤。

③ 生大黄5~10克，泡水饮用。

④ 石膏绿豆粥：石膏粉30克，粳米、绿豆各适量。先用水煎煮石膏，然后过滤去渣，取其清液，再加入粳米、绿豆煮粥食之。

⑤ 夏枯草菊花桑叶茶：夏枯草12克，桑叶10克，菊花10克。将夏枯草、桑叶浸泡半小时后煮半小时，最后加菊花煮3分钟，即可代茶饮。

⑥ 鲜萝卜汁：白萝卜适量，洗净切碎，用洁净纱布绞取汁液，也可用榨汁机搅碎，根据个人口味加入适量糖或蜂蜜，饮用。

宜多食西瓜、杨桃、火龙果、香蕉等水果。

市售的王老吉凉茶、龟苓膏、仙草蜜，也可选用。

（3）放血　耳尖点刺放血。少商、太阳点刺放血。

（4）拔罐　大椎行刺血拔罐法。

（5）耳穴　神门、肝、胃、心（王不留行贴压）。

（6）推拿　揉按合谷、太冲、阳陵泉。

7.11.2 湿热证

（1）证候　面部油腻，易长青春痘，口臭，或口内有黏腻感，或有咳嗽，胸闷，上腹部胀满，食欲不佳，睡眠欠佳，大便黏腻，排便不畅，小便黄或浑浊，女子带下黏稠、色黄、臭味重，舌质偏红，舌苔淡黄腻或黄腻（图7.21），脉濡缓。

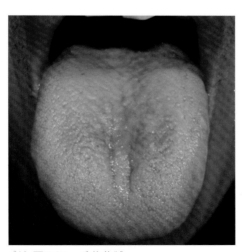

图7.21　舌苔黄腻

（2）食疗

① 生薏苡仁40克，冬瓜适量，炖排骨汤食用。

② 绿豆芽或黄豆芽，用冷开水洗净，榨汁，加白砂糖饮用。

③ 金钱草30克、白茅根30克、车前草30克。煎水当茶饮。鲜草药更佳。

④ 淡竹叶薏苡仁粥：淡竹叶15克、薏苡仁100克、红豆30克。煮粥食用。

⑤ 薏苡仁红豆粥：薏苡仁和红豆按2：1的比列配好。把薏苡仁和红豆先洗净浸泡一晚上，把所有食材放锅里加水，武火烧开，然后改文火烧至熟烂即可，吃的时候加冰糖或红糖。

⑥ 黄花冬瓜汤：干黄花菜20克，切段，开水浸泡20分钟后与50克冬瓜丝入沸汤，片刻即好，加盐、味精，点几滴香油。

⑦ 赤小豆薏苡仁饮：赤小豆30克、薏苡仁30克，加适量清水文火炖煮30分钟后取100毫升汁液，再炖30分钟后倒出剩下的100毫升汁液，将两次的汁液搅匀，温饮或凉饮。

宜多吃黄瓜、苦瓜、莲藕、葫芦等食物。

（3）拔罐　大椎行刺血拔罐法。

（4）耳穴　神门、肺、肝、胃、脾（王不留行贴压）。

（5）放血　耳尖点刺放血。少商点刺放血。

（6）推拿　揉按合谷、太冲、阴陵泉。

7.11.3　阴虚火旺证

（1）证候　咽干口燥，烘热，潮热，盗汗，手心、脚心发热，面红，眼干涩而痛，心烦易怒，失眠，多梦，心悸，口苦、口渴，口腔溃疡，小便短而黄，大便干结难解，舌质红或淡红，苔少而干燥（图7.22），脉细数。

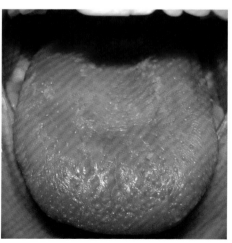

🐾 图7.22　舌红，苔少而干燥

（2）食疗

① 石斛20克、生地黄50克，炖排骨汤食用。

② 北沙参30克、麦冬30克、百合30克，水煎当茶饮（也可加入适量冰糖）。

③ 生地黄粥：生地黄汁150毫升（或干生地黄煎浓汁150毫升），大米100克。大米煮粥，粥熟加入地黄汁，搅匀食用。

④ 白鳝鱼沙参汤：活白鳝鱼250克，沙参15克，玉竹15克，百合24克。鳝鱼去肠杂，洗净切段，与余药共加适量水炖熟，最后放入少许盐调味，吃肉喝汤。每日1剂，连服数日。

⑤ 银耳雪梨羹：雪梨1个，银耳（干）50克，冰糖200克。雪梨去皮，切成块；银耳放入碗内用温水泡透，择去蒂头，拣去杂质，用手将银耳叶反复揉碎，用清水漂洗待用；将锅置火上，注入清水2000毫升，下银耳、雪梨用大火烧开后改用小火熬2~3小时；银耳熟烂汁稠，放入冰糖，溶化成汁，煨10分钟即成。

宜多吃荸荠、甘蔗、梨、莲藕、银耳、燕窝等食物。

（3）耳穴　神门、肺、肝、肾、心（王不留行贴压）。

（4）推拿　揉按合谷、太冲、太溪、三阴交。

7.12　中暑

中暑是高温引起的体温调节功能紊乱所致的病症，一般发生于夏季。中医认为，中暑由外感暑热病邪所致，暑热容易耗气伤津，严重者可闭阻心包、引动肝风，出现神昏、谵语、痉挛、抽搐等证。

中医辨证论治中暑有很好的疗效。中暑的状态调整，对于非中医专业人士，我们建议主要把握下述两个证型：暑热炽盛证、外寒内热证。中暑的调理，主要采用刮痧、食疗等手段。

7.12.1　暑热炽盛证

（1）证候　发热，乏力，汗出，口渴，皮肤灼热，头晕，胸闷，恶心，呕吐，烦躁不安，重症者可有头痛剧烈，晕厥，昏迷，痉挛。舌红苔黄而干燥（图7.12），脉数。

（2）刮痧　在肘窝、腘窝、夹脊等处刮痧，刮至痧粒呈现为度。

（3）抓痧　在肘窝、腘窝、人迎、印堂、太阳等处抓痧，以痧粒呈现为度。

（4）放血　耳尖点刺放血。大椎行刺血拔罐法。少商、太阳点刺放血。

（5）拔罐　在背部行走罐或留罐法。

（6）耳穴　神门、心、肝、胃、脑点（王不留行贴压）。

（7）推拿　揉按百会、风池、太阳、印堂、合谷、内关、太冲。晕厥者，用拇指指甲用力掐按水沟。

（8）食疗

① 西瓜1个，吃西瓜瓤，西瓜皮洗净后煎水，加白砂糖饮用，冰镇后饮用更佳。

② 绿豆150克，酸梅100克。水煎后加白砂糖饮用，冰镇后饮用更佳。

③ 夏枯草30克，淡竹叶10克。水煎后，加白砂糖适量饮用，冰镇后饮用更佳。

④ 西瓜翠衣粥：鲜西瓜翠衣（西瓜皮刮去表皮，削净瓜瓤）50克，绿豆100克，薏苡仁50克，红糖100克。将西瓜翠衣洗净、切成细粒，红糖加水熬溶、过滤，除沉淀物，收取糖水。将绿豆、薏苡仁放入砂锅中，注入清水1200毫升，大火烧开后，煮至绿豆开裂，撇出浮沫，再下西瓜翠衣粒，转用小火慢煮成粥，加入糖水，搅匀。分2～3次服。

⑤ 茅根荷叶粥：鲜白茅根100克（干品50克），鲜荷叶一大张，大米100克，白糖50克。鲜荷叶洗净，剪成3厘米见方小块。大米淘洗干净，沥干。白茅根洗净，切成3厘米长的段，放于砂锅中，注入清水1500毫升，煎半小时，过滤去渣，留下白茅根汁，加入大米，大火烧开后，再下鲜荷叶，转用小火慢熬成粥，加白糖，搅匀，烧开。每天服3～4次。

⑥ 莲子心茶：莲子心、甘草各5克。将莲子心、甘草洗净，沥干，加入沸水300毫升，盖好，温浸半小时。代茶饮，每天3～4次。

⑦ 苦瓜茶：绿茶适量，苦瓜1个。苦瓜从上端切开，挖去瓜瓤，装入绿茶，再将切开的瓜盖合拢，用竹签串住，将瓜挂于通风处阴干。取瓜洗净，连同茶叶切碎，混合均匀。每次取10克，开水冲泡，闷半小时，频饮。

7.12.2　外寒内热证

（1）证候　恶寒、发热、无汗、头痛、身痛、面红、心烦、口渴、食欲不佳，小便黄而短，舌红苔黄或黄腻。

（2）刮痧　在肘窝、腘窝、夹脊等处刮痧，刮至痧粒呈现为度。

（3）抓痧　在肘窝、腘窝、人迎、印堂、太阳等处抓痧，以痧粒呈现为度。

（4）放血　耳尖点刺放血。大椎行刺血拔罐法。少商、太阳点刺放血。

（5）拔罐　在背部行走罐或留罐法。

（6）耳穴　神门、心、肝、胃、脑点（王不留行贴压）。

（7）推拿　揉按百会、风池、太阳、印堂、合谷、内关、太冲。晕厥者，用拇指指甲用力掐按水沟。

（8）食疗

① 西瓜瓤或西红柿适量，切片，加多量白砂糖腌制，吃果肉，饮果汁。

② 藿香正气水（液、丸、滴丸、软胶囊）、十滴水、仁丹，选择其中一种，按说明书服用。

③ 藿香20克、淡竹叶10克（鲜者更佳）、西瓜皮适量。水煎后，加白砂糖适量饮用。

④ 藿香薏仁冬瓜汤：藿香15克、薏苡仁50克、冬瓜100克。用水1000毫升，加入薏苡仁和冬瓜先煮至熟，加入藿香再煮5分钟起锅，喝汤也可以吃薏苡仁和冬瓜。

⑤ 六一散10克，温开水半碗调匀，送服藿香正气胶囊2~4个。

7.13　肥胖

肥胖是指一定程度的明显超重与脂肪层过厚，是体内脂肪，尤其是三酰甘油（甘油三酯）积聚过多而导致的一种状态。中医认为，肥胖有以下原因：年老体弱，脾不运化水湿，肾不主水，肾阳虚不能蒸腾气化水液，水液停聚化生痰湿；饮食不节制，食量过大，或过食肥腻之品，导致水谷精微在体内堆积成为膏脂，形成肥胖；长期缺乏运动，则脾胃运化失司，水谷精微不能正常地输布，化为膏脂、痰浊；先天禀赋，体质肥胖。

中医辨证论治肥胖有一定的疗效。肥胖的状态调整，对于非中医专业人士，我们建议主要把握下述两个证型：痰湿内盛证、脾气虚证。肥胖的调理，是一个综合工程，除了中医的手段外，饮食、运动等也极为重要。饮食要控制摄入量，健康而巧妙地节制饮食。所谓健康，即调理肥胖时不以牺牲健康为代价，如仍保持规律的每日三餐，五谷杂粮、蔬菜、水果与肉类荤食的搭配合理而均衡；所谓巧妙，如进食时，先摄入营养低、热量低的食物，让身体有适度的"饱感"，然后再摄入热量高、营养相对丰富的食物。加强运动，消耗身体过剩的营养，对于实证肥胖非常适合，但对于虚证肥胖，则运动要适度，以运动后不感疲惫为度。

7.13.1　痰湿内盛证

（1）证候　形体肥胖，身体重着，肢体困倦，神疲嗜卧，易吐痰涎，腹部膨隆，头晕目眩，口干而不欲饮，苔白腻或白滑（图7.23），脉滑。

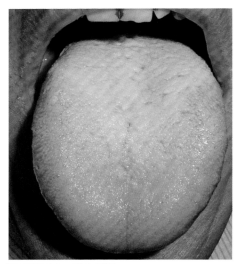

图7.23　苔白厚腻

（2）食疗

①冬瓜、海带各适量，炖汤食用。

②白萝卜、海蜇皮适量，切丝凉拌食用。

③魔芋，红烧或蘸酱油食用。

④绿豆海带山楂粥：绿豆50克，海带30克，山楂20克，清水适量。先将绿豆用清水浸软，备用；海带洗净后切成小块，把山楂洗净；绿豆、山楂放入锅中，加入适量清水煮至五成熟后加入海带，再煮至熟透，即可食用。

⑤冬瓜红豆汤：冬瓜500克，红豆40克。将冬瓜、红豆加水2碗煮沸，用文火煨20分钟即可。不加精盐或加少许精盐，每天服2次，吃瓜，饮汤。

⑥荷叶粳米粥：鲜荷叶1张，粳米100克，冰糖适量。将粳米淘洗干净，用水浸泡2小时。将泡好的粳米如常法煮粥，待锅里的水沸后，加适量冰糖搅匀。待粥将熟时，把荷叶撕碎，撒在粥上，再煮片刻，待粥呈现淡绿色时，即可食用（荷叶可挑出不食）。每日2次，早晚餐温热服食。

⑦萝卜粥：新鲜连皮萝卜500g，粳米100g。将萝卜切成小块同煮成粥食用。

⑧海带烧木耳：鲜海带250g、黑木耳20g、芹菜100g、香醋12g、调味品适量。做成菜肴食用。

（3）耳穴　肺、脾、胃、饥点、内分泌（王不留行贴压）。

（4）拔罐　在背部行走罐或留罐法。

（5）推拿或艾灸　揉按或艾灸天枢、气海、关元、阴陵泉、足三里、三阴交。

7.13.2　脾气虚证

（1）证候　形体肥胖，肌肤松软，体力差，易疲乏，四肢倦怠，腹部胀满，或腹部隐痛，大便不成形或稀溏，面色萎黄或苍白，手掌黄，舌淡白而嫩，苔薄白或少（图7.13），脉虚或弱。

（2）食疗

① 山药50克、茯苓50克、大米100克，研粉，作羹食用。

② 芡实茯苓粥：芡实15克，茯苓10克，大米适量。前两味入锅，加水适量，煮成软烂，再加入大米适量，继续煮烂成粥食用。

③ 炒白术30克、茯苓30克、泽泻15克、荷叶12克，水煎当茶饮。

可多食用山药、白术、薏苡仁、大枣、土豆、白扁豆、红薯等。余可参考7.4.2的食疗。

（3）耳穴　肺、脾、胃、饥点、内分泌（王不留行贴压）。

（4）艾灸　天枢、气海、关元、阴陵泉、足三里、三阴交。

（5）拔罐　在背部行留罐法。

（6）推拿　揉按天枢、气海、关元、阴陵泉、足三里、三阴交。

7.14　消瘦

消瘦是指体内脂肪和蛋白质减少，体重下降超过正常标准的10%，表现为肌肉瘦削，皮肤松弛，骨骼突出。中医认为，消瘦来源自两个原因：①气血生化不足，常见于一般人的消瘦，因脾胃虚弱，或肝郁脾虚，不能运化水谷精微，化生气血以荣养机体而致消瘦，这也是日常养生的重点。②消耗过度。大病重病后期，气血消耗过多而致消瘦，比如温病后期或癌症后期，对此类消瘦，病情复杂，宜由医生处理。现代医学认为，消化系统疾病、糖尿病、甲状腺功能亢进、肝炎、肾病等许多疾病都可引起身体消瘦；久病体虚，营养不良也可引起消瘦。消瘦体质，为遗传因素所致，不属病态，具有三大特点：①体力充沛，无不适；②西医检查正常；③中医舌象、脉象基本正常。

消瘦的状态失调多表现为脾胃功能失调、导致气血生化不足，常见的证型：脾胃虚弱（多为气虚），或肝郁脾虚。调理原则为补益：脾胃虚弱因气虚者，应健脾益气养胃，兼肝郁者应辅以疏肝解郁。

7.14.1　脾胃虚弱证

（1）证候　形体消瘦，面色萎黄或苍白，手掌黄，易疲乏，四肢倦怠，食欲不佳或不振，或有嗳气，腹部胀满，或腹部隐痛，大便不成形或稀溏，舌淡白而嫩，苔薄白或少（图7.11），脉虚或弱。

（2）食疗

① 八宝粥：大枣20克，枸杞子20克，花生20克，莲子30克，芡实20克，核桃20克，黑豆20克，大米100克。熬粥食用。

② 大枣5个，莲子20克，扁豆30克，山药30克，陈皮5克，布包。炖排骨汤、鸡汤、鸭汤或鱼汤，吃肉喝汤。

③ 生晒参10克（或党参30克），生黄芪30克，陈皮6克。水煎当茶饮。

④ 参芪粥：人参（或党参）、黄芪、大米、白糖各适量。将人参（或党参）、黄芪水煎取汁，加大米、白糖煮粥服食。或将人参、黄芪研粉，每取3～5克，调入稀粥中服食。

⑤ 酥蜜粥：酥油、蜂蜜、大米各适量。将大米淘净，煮粥，待沸后调入酥油、蜂蜜，煮至粥熟即可服食，每日1剂。

⑥ 山药汤圆：山药50克，白糖100克，芝麻粉50克，糯米500克。将山药蒸熟捣烂，加白糖、芝麻粉调成馅备用。糯米浸泡后磨粉。将山药馅与糯米粉包成汤圆，煮熟即成。可作主食。

⑦ 参苓粥。人参3～5克（或党参15～20克），白茯苓15～20克，生姜3～5克，粳米200克。先将人参（或党参）切成薄片（或段），生姜切成薄片，茯苓捣碎，共浸泡半小时，煎两次取汁，将这两次药汁合并，加粳米煮粥。每天早晚空腹温热食用。

（3）艾灸　天枢、气海、关元、阴陵泉、足三里、三阴交。

（4）推拿　天枢、气海、关元、阴陵泉、足三里、三阴交。

（5）耳穴　脾、胃、内分泌（王不留行贴压）。

7.14.2　肝郁脾虚证

（1）证候　形体消瘦，胁肋胀痛，时轻时重，恼怒、抑郁尤甚，脘腹胀闷不舒，或食少纳呆，腹胀肠鸣，大便溏薄或时干时稀，排便不爽，舌面可能有肝郁线，脉弦细。

（2）食疗

① 玫瑰花6克、洋参片3克、冰糖适量，泡茶饮。

② 藕节适量，炖猪龙骨食用。

③ 西红柿2个，干黄花菜100克，猪排骨适量，盐少许。先炖排骨1小时，然后放入西红柿和黄花菜，加入盐少许，食用。

④ 赤小豆玫瑰花鲫鱼汤：赤小豆150克、玫瑰花10克、活鲫鱼250克。将

鲫鱼去肠杂，共煮汤，食鱼，饮汤。

⑤ 佛手山药粥：取佛手30克，山药、扁豆各50克，大麦芽30克。共煮粥，煮熟后加白糖适量食用。

⑥ 陈皮鸭：鸭肉适量，陈皮10克，淮山30克，调料少许。将鸭肉煮熟后，加入调料、陈皮丝、淮山再煮15分钟即可，分2～4次食用。

⑦ 玫瑰红枣茶：玫瑰10克、大枣20克，煎汤做茶。

（3）推拿　常揉肝经的太冲至行间，最好用拇指从肝经腿根部推到膝窝的曲泉100次。这通常是很痛的。用拳峰或指节敲打大腿外侧胆经3分钟，拨动阳陵泉1分钟，揉"地筋"3分钟。

（4）耳穴　神门、肝、交感、脾、胃。

7.15　高血压

高血压，是指收缩压≥140mmHg和（或）舒张压≥90mmHg。由于血压的波动性，至少三次、非同日、静息状态下的血压升高，才能诊断为高血压病。高血压病的发病与精神神经因素、内分泌因素、遗传因素等有关。对高血压病的治疗，中西医各有所长，一般来说中医擅长调理因神经内分泌失调导致的收缩压偏高者。因此，高血压患者可以尝试先用中医整体状态调整，以达到降血压的目的，如治疗效果不佳，则需中西医结合治疗。

高血压的中医常见证型是肝气上逆证，调理原则是平肝潜阳。

肝气上逆证

（1）证候　头晕，头胀痛，情绪激动或发怒后加重，或有目胀痛，或有头重脚轻感，心烦，失眠，急躁易怒，口苦，面红目赤，舌淡红或红，苔薄白或黄，脉浮弦，以左寸关脉尤为明显。

（2）食疗

① 芹菜粥：芹菜连根120克，粳米250克，盐、味精各适量。将芹菜洗净，切成六分长的段，粳米淘净。芹菜、粳米放入锅内，加清水适量，用武火烧沸后转用文火炖至米烂成粥，再加少许盐和味精，搅匀即成。

② 生花生米浸泡醋中，5天后食用，每天早上吃10～15粒，有降压、止血及降低胆固醇作用。

③ 绿豆、海带各100克，炖水鸭，食用。

④ 玫瑰花10克、菊花10克、冰糖适量，泡茶饮用。

⑤ 黑木耳8朵，泡水后，用豆浆机打成浆，食用。

决明茶：草决明250克，蜂蜜适量。用蜜炙草决明，待冷后贮于玻璃瓶中。每用10克，泡水代茶饮。

⑦ 芹菜大枣茶：芹菜350～700克，大枣100～200克，绿茶10克。加水适量煮汤。每日分3次饮服。

⑧ 天麻茶：天麻6克，绿茶3克，蜂蜜适量。先将天麻煎沸20分钟，加入绿茶，少沸片刻即可。取汁，调入蜂蜜。每日1剂，分2次温服，并可嚼食天麻。

⑨ 罗布麻叶饮：罗布麻叶、山楂、五味子各适量，用开水冲泡后代茶饮。

（3）耳穴　降压沟、神门、心、肝、脑点（王不留行贴压）。

（4）拔罐　在背部行走罐或留罐法。大椎行刺血拔罐法。

（5）放血　耳尖、降压沟点刺放血。太阳点刺放血。

（6）推拿　揉按百会、风池、大椎、太阳、印堂、合谷、内关、太冲。

7.16　低血压

低血压指收缩压<90mmHg和（或）舒张压<60mmHg。低血压分原发性低血压和继发性低血压两类。原发性低血压多由体质太弱所致，继发性低血压可由大出血、严重的创伤、感染、过敏、急性心肌梗死等疾病引起。继发性低血压常出现于危重病过程中，本文不做介绍。原发性低血压，中医辨证一虚一实，虚者多为气血不足，或肝肾亏虚；实者多为肝气郁结导致肝气上逆，肝风内动。

中医治疗原发性低血压，疗效极好。低血压既可表现为气机上逆，也可表现为气机下陷。前者主要是肝气上逆，调理原则同"高血压"之肝气上逆证；后者主要是中气下陷证，调理原则是补益升提，即补中益气、升发清阳。

7.16.1　中气下陷证

（1）证候　头晕，目眩，疲乏无力，四肢倦怠，气短，易出汗，以上症状活动后加剧，或有食欲不佳，大便稀溏，面色苍白或萎黄，舌淡白，苔白，脉弱或虚。

（2）食疗

① 西洋参3克、红参或高丽参1～3克，切片泡水饮用。

② 生晒参5克（或党参10克）、炙黄芪10克，煎水饮用，或炖鸡、鸭或排骨汤食用。

③ 猪肚黄芪汤。猪肚1只，黄芪50克，陈皮10克，调味品适量。将猪肚去脂膜，洗净，黄芪、陈皮用纱布包好放入猪肚中，麻线扎紧，加水文火炖至猪

肚熟，再加适量调味品，趁热食肚饮汤。

④ 黄芪炖鸡：小公鸡1只，黄芪30克。葱、生姜、碘盐、陈皮、料酒各适量。先将小公鸡宰杀后去内脏及毛、爪。放入砂锅中，加水、黄芪及其他食材，用文火炖至烂熟，即可食用。

⑤ 人参莲肉羹：红参片5克，莲子10枚（去心），冰糖30克。先将红参、莲子放在碗内，加水浸泡，再加入冰糖。然后将碗置于蒸锅内，隔水蒸炖1小时。喝汤、吃莲肉。参片可连续使用2次，次日再加莲子、冰糖及水适量，如前法蒸炖后，喝汤、吃莲肉，连红参片一道嚼食。连续服用，或隔日服食一次。

⑥ 参芪猪心汤：猪心1个，黄芪20克，当归12克，党参30克，川芎6克，加水炖熟，吃猪心喝汤。

（3）艾灸　百会、印堂、气海、关元、神阙、阴陵泉、足三里、内关。

（4）推拿　百会、印堂、气海、关元、神阙、阴陵泉、足三里、内关。

（5）耳穴　脾、胃、脑点、内分泌（王不留行贴压）。

7.16.2　肝气上逆证

（1）证候　参见"头痛/偏头痛""高血压"之"肝气上逆证"。

（2）食疗、耳穴、推拿等调理　参见"头痛/偏头痛""高血压"之"肝气上逆证"。

7.17　高脂血症/脂肪肝

高脂血症是指血脂水平过高，具体指血浆总胆固醇（TC）、甘油三酯（TG）、极低密度脂蛋白胆固醇（VLDL-C）、低密度脂蛋白胆固醇（LDL-C）升高，而高密度脂蛋白胆固醇（HDL-C）则降低。脂肪肝，是指由于各种原因引起的肝细胞内脂肪堆积过多的病变。中医认为，高脂血症/脂肪肝的病因病机为：过食肥腻之品，则会酿生痰浊膏脂；脾虚不能运化水湿，则湿聚而生痰浊；肾虚不能"主水"，则津液的代谢失常而停聚生痰。痰浊膏脂为稠浊之物，易阻碍血行导致血瘀。现代医学认为，高脂血症有原发性和继发性两类，原发性高脂血症与遗传因素有关，继发性高脂血症多发生于代谢紊乱性疾病，如糖尿病、高血压、黏液性水肿、甲状腺功能低下、肥胖、肝肾疾病、肾上腺皮质功能亢进。脂肪肝的病因：长期饮酒，过食高脂饮食，肥胖，糖尿病，肝炎。

高脂血症/脂肪肝的状态失调主要表现为虚、实两种证候：痰瘀互结证属实，脾虚生痰证属虚实错杂的状态。调理原则：实证要祛邪，具体方法为化痰、活血化瘀；虚证要补益，脾气虚者要补脾益气。

7.17.1 痰瘀互结证

（1）证候　形体肥胖，面部油光，胸闷，痰多，腹部膨隆，口唇紫，舌紫暗，或有瘀斑、瘀点，或有舌下络脉瘀紫怒张，苔厚腻（图7.24），脉滑。

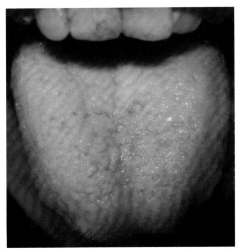

图7.24　舌紫，苔厚腻，黄白相兼

（2）食疗

① 芥菜萝卜汤：将鲜芥菜（也可用其他绿叶蔬菜如蕹菜、小白菜、菠菜、莴笋叶等）洗净；将白萝卜洗净，切成片，入锅加水1大碗，煮沸后下芥菜，再煮片刻即起锅；加入胡椒粉，香油少许，佐餐食用。

② 冬瓜、海带各适量，炖汤食用。

③ 生山楂10克、三七片3克、枸杞子5克，煎水当茶饮。

④ 黑木耳豆腐汤：将黑木耳在温水中发涨，去杂质。锅中放橄榄油15毫升烧热后下姜、葱炒香，下黑木耳炒匀，下豆腐块，加盐加水大火煮5分钟即成。佐餐食用。

⑤ 山楂首乌汤：山楂30克，何首乌18克，泽泻12克。上药加水煎。每日1剂，水煎两次，早晚分服。

⑥ 海带木耳肉汤：取海带、黑木耳各15克，猪瘦肉60克，味精、精盐、淀粉各适量。猪肉切成丝或薄片，用淀粉拌好，与已切丝的海带、木耳同入锅，煮沸后加味精和精盐，搅匀即可。

⑦ 海带绿豆汤：海带150克，绿豆150克，盐少许。将海带浸泡、洗净、

切块，然后与绿豆共煮至豆烂，加入少许盐即可。

宜多食白萝卜、芥菜、油菜、茄子、魔芋、大蒜、洋葱、木耳、豆腐。多饮陈年普洱茶。

（3）耳穴　肺、脾、胃、心、内分泌（王不留行贴压）。

（4）拔罐　在背部行走罐或留罐法。大椎行刺血拔罐法。

（5）推拿　揉按气海、关元、阴陵泉、足三里、三阴交。

7.17.2　脾虚生痰证

（1）证候　面色苍白或萎黄，疲乏无力，四肢倦怠，肌肤松软，大便稀软，或面部、下肢浮肿，舌淡白，或淡白而嫩、边有齿痕，苔白腻（图7.7），脉虚或弱。

（2）食疗

① 生黄芪15克，茯苓30克，陈皮10克，荷叶10克。煎水当茶饮。

② 茯苓50克，山药50克，泽泻50克，玉米100克。研粉，作羹食用。

可多食用山药、莲子、白术、薏苡仁、大枣、土豆、白扁豆、红薯等。余可参考7.2.4的食疗。

（3）耳穴　肺、脾、胃（王不留行贴压）。

（4）拔罐　在背部行走罐或留罐法。

（5）推拿　揉按气海、关元、阴陵泉、足三里、三阴交。

7.18　糖尿病

糖尿病是一组由于胰岛素分泌缺陷和（或）胰岛素作用障碍所致的以高血糖为特征的代谢性疾病。糖尿病的产生，先天因素与遗传有关，后天因素与饮食失调等不良生活方式有关。

糖尿病的状态失调主要表现为虚、实两端：脾肾亏虚证属虚，脾虚通常是脾气虚，肾虚通常是肾精不足；湿热内蕴证属实、热。调理原则为：低糖饮食是基础。本病虚证关键在健脾填精，实证关键在清热祛湿。

7.18.1　脾肾亏虚证

（1）证候　面色苍白或萎黄，肌肤松软，或有面目肌肤浮肿，易疲乏，四肢倦怠，食欲佳，口渴，小便频多，或夜尿多，腰酸，膝软，或有头晕、耳鸣，舌淡白而嫩，苔薄少（图7.25），脉弱或虚。

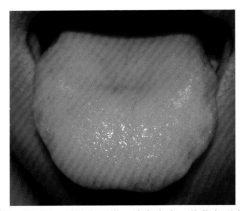

🐚 图7.25　舌淡白而嫩，边有齿痕，苔薄白而少

（2）食疗　此型最适合以鲜山药或燕麦为主食。

① 山药100克（鲜山药需加量），炖排骨、猪肚或羊肉，吃肉喝汤。

② 山药500克，芡实500克，扁豆500克。研粉，作羹食用。

③ 莲子猪肚汤。莲子30克，猪肚1个，胡椒少许。猪肚洗净，莲子浸泡30分钟，胡椒碾成粉末备用，所有材料一同下锅煮成汤食用。

④ 枸杞子炖兔肉：枸杞子15克，兔肉250克。加水适量，文火炖熟后加盐调味，饮汤食兔肉。

⑤ 山药薏苡仁粥：怀山药60克，薏苡仁30克。共熬粥食。

⑥ 黄芪山药煎：生黄芪30克，怀山药30克。煎水代茶饮。

⑦ 兔肉山药汤：兔1只（约1500克），山药500克。将兔肉洗净，切块，与山药下锅，用中火同炖至兔肉熟烂即可。饮汤食兔肉，趁热服之。

（3）耳穴　肺、脾、胃、肾、内分泌（王不留行贴压）。

（4）艾灸　肾俞、神阙、气海、关元、阴陵泉、足三里、三阴交、太溪。

（5）推拿　肾俞、神阙、气海、关元、阴陵泉、足三里、三阴交、太溪。

7.18.2　湿热内蕴证

（1）证候　腹部胀满，口中黏腻，面部油光，食欲佳，口渴，大便黏腻、排便不爽，小便黄而频多，肢体困重，舌红或淡红，舌苔黄腻（图7.21），脉濡或滑。

（2）食疗

① 藜麦饭。藜麦、大米以3：1比例煮饭为主食。

② 苦瓜适量，清炒或凉拌食用；或炖排骨，吃肉喝汤；或煮花蛤或河蚌饮用。

③ 绿豆30克，生薏苡仁30克，陈皮6克。煎水饮用。

④ 绿豆30克，赤小豆30克，大米50克。煮粥食用。

⑤ 玉米须煲瘦肉：取玉米须30克，猪瘦肉100克，加水共煮汤。待熟后去玉米须，饮汤食肉。

⑥ 绿豆南瓜羹：绿豆250克，南瓜500克（切块）。加水适量，煮熟食用。

⑦ 苦瓜绿茶饮：鲜苦瓜1个，洗净切片，与绿茶3克一起放入杯中，用热水冲泡，分次饮用。

（3）拔罐　在背部行走罐或留罐法。大椎行刺血拔罐法（注意严格消毒）。

（4）耳穴　肺、脾、胃、肾、内分泌（王不留行贴压）。

（5）推拿　揉按天枢、气海、关元、阴陵泉、足三里、三阴交。

7.19　肿瘤

肿瘤是指机体在各种致瘤因子作用下，局部组织细胞异常增殖所形成的新生物。致瘤因素包括：精神因素、化学因素、物理因素、微生物因素、遗传因素、内分泌失衡、免疫功能紊乱等。肿瘤分为良、恶性两种，良性肿瘤是指无浸润和转移能力的肿瘤，除非生长在要害部位（如大脑）或瘤细胞能分泌大量激素，一般对机体危害相对较小；恶性肿瘤，一般称为癌症，容易浸润、转移，治疗后易复发，易产生并发症，如治疗不及时，常导致死亡，对人类健康威胁很大，是重要的死因之一。中医认为，良性肿瘤和恶性肿瘤病因病机相近，治疗方法类似，但预后差异很大。中医从改善肿瘤患者的内环境入手，可达到预防与治疗肿瘤的目的。良性肿瘤与恶性肿瘤的主要区别，见表7-1。

表7-1　良性肿瘤与恶性肿瘤的主要区别

良性肿瘤	恶性肿瘤（癌）
生长缓慢	生长迅速
有包膜，膨胀性生长，摸之有滑动	侵袭性生长，与周围组织粘连，摸之不能移动
边界清楚	边界不清
不转移，预后一般良好	易发生转移，治疗后易复发
有局部压迫症状，一般无全身症状，通常不会引起患者死亡	早期即可能有低热、食欲差、体重下降，晚期可出现严重消瘦、贫血、发热等，如不及时治疗，常导致死亡

中医认为，癌肿的产生，有虚实两端：实证包括气滞、血瘀、痰凝，虚证包括脾虚、肾虚等。气滞血瘀痰凝证属实，脾虚生痰证属虚实错杂的状态。调理原则：扶正祛邪。实者要祛邪，具体方法如行气、活血化瘀、化痰；虚者要

补益，具体方法如健脾益气、补肾填精等。

7.19.1　气滞血瘀痰凝证

（1）证候　通过CT、MRI等影像学检查有肿块，舌紫，或有瘀斑、瘀点、舌下络脉瘀紫（图7.23），苔厚腻，脉实有力。

（2）食疗

① 魔芋豆腐适量，切成块，煮热蘸调料食用，或加豆瓣酱红烧食用。

② 芋头芡实煲：芋头250克，芡实100克，猪肉少量。烹煮食用。

③ 木耳炒豆腐：木耳、豆腐各适量，同炒食用，或一起炖汤食用亦可。

④ 莲藕排骨汤：莲藕250～500克，猪排骨或者猪龙骨250～500克。炖汤，调味食用。

⑤ 薏苡仁50克，大米100克。煮粥食用。

宜多吃芋头、魔芋、海蜇、海带、大蒜、木耳、芦笋等食材。

（3）耳穴　神门、肝、肺、脾、胃、肾、内分泌（王不留行贴压）。

（4）拔罐　在背部行走罐或留罐法。大椎行刺血拔罐法。

（5）推拿　揉按合谷、内关、三阴交、太冲、气海、关元、阴陵泉、足三里。

7.19.2　脾虚生痰证

（1）证候　通过CT、MRI等影像学检查有肿块，面色苍白或萎黄，疲乏无力，四肢倦怠，食欲欠佳，大便稀软，或面部、下肢浮肿，或形体消瘦，舌淡白，或淡白而嫩、边有齿痕，苔白腻（图7.7），脉虚。

（2）食疗

① 茯苓30克，生白术30克，陈皮15克。煎水当茶饮。

② 茯苓200克，山药200克，大米200克。研粉，作羹食用。

亦可参考7.2.4的食疗。

（3）艾灸　灸足三里、中脘、神阙、关元。

（4）耳穴　肝、肺、脾、胃、肾（王不留行贴压）。

（5）拔罐　在背部行走罐或留罐法。

（6）推拿　揉按气海、关元、阴陵泉、足三里、三阴交、合谷、太冲。

7.20　月经不调

月经不调，主要指月经周期紊乱（提前或延后超过7天）、经期延长（超过

7天）和月经量异常（过多或过少）。中医认为，月经不调的主要病因病机为：情绪不佳，肝失疏泄，导致肝气郁滞，气滞则血行瘀滞，以致出现月经不调；先天体质虚弱，或后天不善养生，以致气血亏虚，或肾精不足，则子宫失养而出现月经不调。

月经不调的状态失调主要表现为虚、实两端：气滞血瘀证属实，气血亏虚证、肾虚证属虚。调理原则：实证应祛邪，具体如行气活血化瘀；虚证应补益，具体如补益养血、补肾填精。

7.20.1　气滞血瘀证

（1）证候　月经不调，情绪低落，或心烦易怒，月经前或月经期间乳房、小腹胀痛，月经颜色暗黑，或有血块，口唇紫，舌紫，或有瘀斑、瘀点，或舌下络脉瘀紫（图7.26），脉弦或弦细。

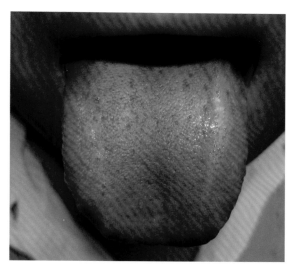

図7.26　舌紫，舌面有肝郁线

（2）食疗

① 桃仁10克，红花10克，粳米80克，红糖适量。先将桃仁捣烂如泥，与红花一并煎煮，去渣取汁，同粳米煮为稀粥，加红糖调味，温热服，每日1～2次。

② 鸡蛋2个，益母草30克。将鸡蛋洗净，同益母草加水共炖，蛋熟后去壳再煮20分钟，吃蛋饮汤。

③ 梅花10克，桃花10克。泡茶饮用。

④ 香橼10克，丹参10克。煎水饮用。

⑤ 藏红花1克，冰糖适量。泡茶饮用。

⑥ 黑木耳适量，烘干后研成细末。用红糖水送服，每次6克，每日2次。

⑦ 将适量黑豆炒后研成细末，取黑豆粉30克与苏木12克同熬，水开后加入红糖，饮用。

⑧ 益母草煮鸡蛋：鸡蛋2个，益母草30克。将鸡蛋洗净，与益母草一起加水炖煮，蛋熟后去壳，再煮20分钟即可。

⑨ 红花通经益肤粥：红花3克，当归10克，丹参15克，糯米100克，红糖30克。糯米洗净，用清水浸泡1小时；将红花、当归、丹参放入砂锅中，用水煎2次，取药汁备用。糯米置于砂锅中，加药汁、适量清水大火煮沸，转小火熬成粥，加红糖拌匀即可。

⑩ 山楂红花酒：山楂30克，红花15克，白酒250毫升。山楂、红花洗净，放入白酒中浸泡1周。

（3）耳穴　神门、肝、内分泌（王不留行贴压）。

（4）推拿　揉按天枢、气海、关元、合谷、三阴交、太冲、内关。

（5）艾灸　天枢、气海、关元。

（6）拔罐　在背部行走罐或腰部留罐法。

7.20.2　气血亏虚证

（1）证候　月经不调，头晕，目眩，少气，懒言，疲乏无力，面色淡白或萎黄，心悸，失眠，舌淡白而嫩，苔薄白（图7.27），脉虚细或弱。

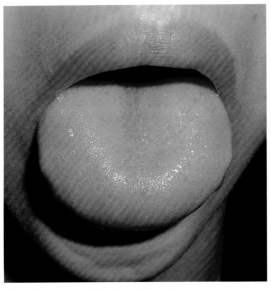

图7.27　舌淡胖嫩，苔薄白润

（2）食疗

① 龙眼肉50克，鸡蛋1个。先煎龙眼，30分钟后打入鸡蛋，共炖至熟，早晚各1次。

② 黄芪10克、当归10克，炖鸡、鸭或排骨汤，吃肉喝汤。

③ 龙眼肉10克、大枣4个（掰开）、生姜3片，泡水或煎汤当茶饮。

④ 党参10克、当归10克，煎水饮用。

⑤ 当归10克，鸡蛋2个，红糖50克。将当归放入适量的水中煮开，水开后打入鸡蛋，蛋熟后加入红糖。吃蛋喝汤，每次月经后服用1剂。

⑥ 黑木耳大枣茶：黑木耳30克，大枣20枚，二者共煮汤服用。每日一次。

⑦ 当归生姜羊肉汤：羊瘦肉1000克切块，生姜60克先放入油锅内略炒片刻，倒入羊肉块共炒，炒至血水干后加入适量水，放入当归100克（用纱布包好），再加入适量食盐调味，用小火焖煮至熟。分数次食用。

⑧ 乌鸡茯苓汤：乌鸡1只，茯苓9克，大枣10颗。将乌鸡洗净，把茯苓、大枣放入鸡腹内，用线缝合，放入砂锅内煮熟烂，去药渣，食鸡肉饮汤。每日1剂，分2次服完，月经前服，连服3剂。

⑨ 黑豆大枣煎：黑豆50克，大枣5颗，生姜3片。把黑豆、大枣、生姜共煎至豆熟烂，食豆、大枣，饮汤。每日1剂，月经前3天开始服。

（3）艾灸 百会、天枢、气海、关元、足三里、阴陵泉、三阴交、内关。

（4）耳穴 神门、内分泌、肝、脾、胃（王不留行贴压）。

7.20.3 肾虚证

（1）证候 月经不调，腰酸，膝软，头晕，耳鸣，脱发或头发早白，牙齿松动，夜尿多，性功能低下，舌质淡，舌体瘦薄，苔薄白（图8.11），脉虚或弱，以尺脉为甚。

（2）食疗

① 熟地黄30克、枸杞子15克，炖牛肉、羊肉或乌鸡汤，吃肉喝汤。

② 制何首乌15克、枸杞子10克，煎水或泡茶饮用。

③ 羊肉100克、生姜1块切成片，调味盐少许，煮熟后吃肉喝汤。

④ 仙灵脾炖羊肉：羊肉250克，仙灵脾15克，仙茅、龙眼肉各10克，盐3克。仙灵脾、仙茅、龙眼肉用纱布包好，与洗净的羊肉一同放入砂锅，加适量清水大火煮沸，改小火炖3小时，去药包，加盐调味即可。

⑤ 核桃莲子粥：核桃仁60克、莲子30克、大米100克。核桃仁、莲子、大米洗净，一同放入砂锅内，加适量清水中火煮成粥即可。

宜多吃山药、莲子、芝麻、黑豆、甲鱼、海参、鲈鱼、鳗鱼、鸽子、乌鸡。

（3）艾灸　命门、肾俞、神阙、气海、关元、太溪。

（4）推拿　揉按百会、肾俞、气海、关元、太溪、三阴交。

（5）耳穴　神门、肝、肾、内分泌（王不留行贴压）。

7.21　痛经

　　痛经，又称为经行腹痛，是指月经前、月经期间和（或）月经后小腹疼痛。中医认为，痛经的病因病机如下：①七情内伤，导致肝气郁滞，气滞则血瘀，胞络不通，不通则痛。②受凉淋雨，尤其是在经期，或素体阳虚，寒凝则血脉失却温煦而不通，不通则痛。现代医学认为，痛经可分为原发性痛经和继发性痛经。原发性痛经是周期性月经期痛但没有器质性疾病，而继发性痛经常见于子宫内膜异位症、子宫肌瘤、盆腔炎症性疾病、子宫腺肌病、子宫内膜息肉和月经流出道梗阻。

　　中医对原发性痛经有很好的疗效。痛经的状态失调表现为虚、实两种证候：实证病机为"不通则痛"，以瘀血为核心，兼有气滞和寒凝；虚证病机为"不荣则痛"，表现为气血亏虚。调理原则：实证以活血理气止痛为主，如有寒象则兼以温经散寒；虚证宜补养气血，兼以活血止痛。

7.21.1　气滞血瘀证

　　（1）证候　经行腹痛，以小腹胀痛为特征，情绪低落，或心烦易怒，月经前或月经期间乳房胀痛，月经颜色暗黑，或有血块，口唇紫，舌紫，或有瘀斑、瘀点，或舌下络脉瘀紫（图7.26），脉弦或弦细。

　　（2）食疗

　　① 黑豆50克，红花5克，红糖适量。将黑豆、红花同加水适量煮汤，至黑豆熟透，放红糖溶化即成。食黑豆，饮汤。每日2次，经期服用。

　　② 大枣20枚，益母草10克，红糖10克。加水炖饮汤，每日早晚各1次，经期服用。

　　③ 五灵脂、生蒲黄等量，共为细末，每服6克，用黄酒或醋冲服，亦可每日取8～12克，用纱布包煎，作汤剂服。平时和经期均可服用。

　　可参考7.20.1的食疗。

　　（3）艾灸　神阙、天枢、气海、关元。

　　（4）耳穴　子宫、盆腔、神门、肝、交感、内分泌、卵巢（王不留行贴压）。

　　（5）拔罐　在背部行走罐或腰部留罐法。

　　（6）推拿　揉按天枢、气海、关元、合谷、三阴交、太冲、内关。

7.21.2　气血亏虚证

证候（舌象参见图7.27）及调理方法，参见"月经不调"之"气血亏虚证"。

亦可参考如下方食疗。

① 大枣粥：大枣10~20枚，大米100克同煮粥，用冰糖或白糖调味食用。

② 鹅肉100克，当归15克，枸杞子15克，党参30克，黄芪30克，淮山药30克。水煎去药渣，饮汤食鹅肉。每日1料。

③ 归参山药炖猪腰：猪腰500克左右，中间切开剥去白色筋膜，与人参5克（或党参30克）、当归10克、淮山药16克，同放锅内加适量水煮汤。煮熟后捞出猪腰，切片拌入酱油、醋、姜丝、蒜末、香油调味食用。

④ 十全大补肉汤：猪肉500克，墨鱼50克，猪肚50克，猪骨适量，药袋一个（内装熟地、当归各15克，党参、炙黄芪、炒白术、茯苓、酒白芍各10克，炒川芎、炙甘草各6克，肉桂4克），同放入锅内，再加水、生姜、花椒、料酒、食盐各适量，置大火上煮沸后再用小火煨炖至肉熟汤成，最后捞出药袋。食用可加少许味精，食肉喝汤。

7.22　乳房胀痛

乳房胀痛既可见于功能性疾病如经前期紧张综合征，也可见于器质性疾病如乳腺增生症、乳腺纤维瘤、乳腺癌等，本书所论主要是月经来潮前有乳房胀满、发硬、压痛；重者乳房受轻微震动或碰撞即可胀痛难受，原有的颗粒状或结节感更加明显。这是因为平素精神压力大、情绪波动、睡眠不足、饮食不调等因素导致神经内分泌紊乱，经前体内雌激素水平增高，乳腺增生，乳腺间组织水肿。月经来潮后，上述变化可消失。中医病机，通常是肝气郁结导致气滞血瘀。

乳房胀痛主要表现为实证，故调理原则为祛邪，具体方法如疏肝理气、活血通络。

肝气郁滞证

（1）证候　乳房胀闷、发硬、压痛，重者乳房受轻微震动或碰撞就会胀痛难受，月经前加重或仅在月经前出现，症状随情绪变化而波动，情绪低落，或心烦易怒，胁肋胀痛，舌质淡红，苔薄白（图7.26），脉弦或弦细。

（2）食疗

① 合欢花，或者玫瑰花、梅花，沸水泡，代茶饮。

② 玫瑰花10克、香橼15克，泡茶饮用。

③ 沙参佛手粥：沙参、山药、莲子、佛手各20克，糖适量，粳米50克。先将山药切成小片，与莲子、沙参一起泡透后，再加入所有材料，加水用火煮沸后，再用小火熬成粥食用。

④ 二花理气茶：月季花9克（干品）、玫瑰花9克（干品）、红茶3克。上3味制粗末，用沸水冲泡10分钟，不拘时温饮，每日1剂，连服数日。

⑤ 佛香梨：佛手5克、制香附5克、梨2个。将佛手和香附研末备用；梨去皮切开剜空，各放入一半的药末合住放碗内，上锅蒸10分钟即可食用。

⑥ 葱煮柚皮：新鲜柚子皮1个，葱2根，花生油、盐各适量。取新鲜柚子皮放炭火上，将柚子皮外层黄棕色表层烧焦后轻轻刮去，放清水中浸泡1日，使其苦味慢慢析出，然后切块加水煮，将熟时把葱切碎加入少许油盐调味。每日2次饮服。

⑦ 茉莉花糖水：茉莉花3～5克，白砂糖适量。茉莉花和白砂糖加清水750毫升，煎至500毫升去渣饮用。每日1次可代茶饮。或茉莉花以沸水来冲泡，加适量白糖，可频频饮用。

宜多吃金针菜（黄花菜）、断血流（九层塔）、金橘、柚子、橙子。

（3）耳穴　神门、肝、内分泌、子宫、皮质下、交感、敏感点（王不留行贴压）。

（4）推拿　揉按气海、合谷、三阴交、太冲、阳陵泉、内关。

（5）拔罐　在背部行走罐或留罐法。

7.23　痤疮（青春痘）

痤疮，俗称青春痘、痘痘、粉刺，为慢性炎症性毛囊皮脂腺疾病，是皮肤科最常见的疾病之一。中医认为，痤疮的病因病机如下：①过食辛辣刺激、油腻食物，可致湿热内蕴、痰热内生，发为痤疮。②情绪波动、熬夜等可致肝火亢旺，热壅血瘀，发为痤疮。现代医学认为，痤疮是一种多因素的疾病，其发病主要与性激素水平、皮脂腺大量分泌、痤疮丙酸杆菌增殖、毛囊皮脂腺导管的角化异常及炎症、遗传等因素相关。

痤疮的状态失调多表现为实证、热证。调理原则：清热，化痰，活血。

7.23.1　瘀热证

（1）证候　面部丘疹，色暗红，肿痛，或有硬结节，或有脓疱，小便黄，大便干结难解，舌暗红或紫红（图7.28），苔黄，脉滑或实。

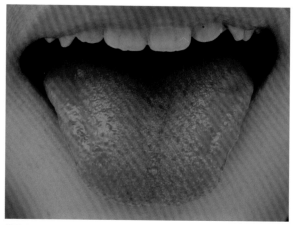

🐾 图7.28 舌质紫红

（2）食疗

① 薏苡仁海带双仁粥：薏苡仁、桃仁各15克，海带末、甜杏仁各10克，绿豆20克、粳米80克。将桃仁、甜杏仁用纱布包扎好，水煎取汁，加入薏苡仁、海带末、粳米、绿豆一同煮粥。每日2次。

② 苦笋、猪小肠各适量，作煲食用。

③ 苦瓜、排骨各适量，炖汤或作煲食用。

④ 莲藕，凉拌或炖排骨汤食用。

⑤ 山楂桃仁粥：山楂、桃仁各9克，荷叶半张，粳米60克。先将前三味煮汤，去渣后入粳米煮成粥。每日1剂。

（3）放血　耳尖点刺放血。少商点刺放血。

（4）拔罐　大椎行刺血拔罐法。

（5）耳穴　肺、肝、脾、胃、内分泌（王不留行贴压）。

7.23.2　痰热证

（1）证候　面部粉刺或丘疹，面部油腻，或有口臭，小便黄，大便黏腻、排便不畅，舌红苔黄腻（图7.29），脉濡。

（2）食疗

① 绿豆薏苡仁汤：绿豆、薏苡仁各25克，山楂10克，洗净，加清水500毫升，泡30分钟后煮开，沸几分钟后即停火，不要揭盖，闷15分钟即可，当茶饮。每天3～5次。

② 海带绿豆汤：海带、绿豆各15克，甜杏仁9克，玫瑰花6克，白砂糖适量。将玫瑰花用布包好，与各食材同煮后，去玫瑰花，加白砂糖食用，每天1剂。

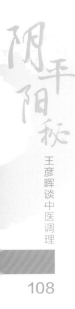
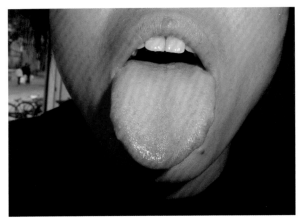

🐾 图7.29　舌苔黄厚腻

③ 冬瓜、海带各适量，炖汤食用。

④ 绿豆芽或黄豆芽，榨汁，加白砂糖饮用。

⑤ 枇杷叶膏：将鲜枇杷叶（洗净去毛）1000克，加水8000毫升，煎煮 3 小时后过滤去渣，再浓缩成膏，兑入蜂蜜适量混匀，贮存备用。每次吃 10～15 克，每日2次。

⑥ 海蜇二菜：海蜇200克，紫菜15克，芹菜50克。海蜇洗净切丝，紫菜撕碎。芹菜切丝用开水焯过，再以凉开水浸渍，捞出控干，一起拌匀，加调料调味。

（3）放血、拔罐、耳穴等调理　同上述"瘀热证"。

7.24　荨麻疹/湿疹/神经性皮炎

荨麻疹是一种常见的皮肤病，系多种不同原因所致的皮肤黏膜血管反应性疾病，表现为时隐时现的、边缘清楚的、红色或白色的瘙痒性风团，中医称为"瘾疹"，俗称"风疹块"。现代医学认为，荨麻疹与过敏、自身免疫、药物、饮食、吸入物、感染、物理刺激、昆虫叮咬等因素有关。

湿疹是由多种复杂的内、外因素引起的一种具有多形性皮损和易有渗出倾向的皮肤炎症性反应。湿疹病因复杂，多难以确定。

神经性皮炎又称为慢性单纯性苔藓，是一种以皮肤苔藓样变及剧烈瘙痒为特征的慢性炎症性疾病。现代医学认为，神经性皮炎与精神因素、胃肠道功能障碍、内分泌系统功能异常、体内慢性病灶感染而致敏、局部刺激等因素有关。

中医认为，先天禀赋不足，过食辛辣肥腻、腥膻发物，药物，病灶感染，肠道寄生虫，精神因素，外界气候因素等，可致人体肌表营卫不和、血分热毒蕴伏、肌肤湿热，发为荨麻疹、湿疹和神经性皮炎。

荨麻疹/湿疹/神经性皮炎，常表现为热证、寒证。调理原则：热证常用清热凉血法，寒证主要用调和营卫法。

7.24.1 营卫不和证（卫气失调证）

（1）证候　皮疹瘙痒，或风团瘙痒，或皮肤苔藓样变，或有渗出，恶风，自汗，形体瘦弱，易疲乏，易感冒，舌质淡白，苔薄白，脉浮缓。

（2）食疗　桂枝10克，生白芍10克，炙甘草8克，生姜3片，大枣15克。煎水当茶饮，或布包炖汤食用。

（3）艾灸　大椎、曲池、气海、关元。

（4）耳穴　神门、肺、肝、脾、内分泌（王不留行贴压）。

（5）推拿　揉按气海、关元、血海、风池、合谷、阴陵泉、足三里、三阴交。

7.24.2 血热证

（1）证候　皮疹瘙痒，或风团瘙痒，或皮肤苔藓样变，皮损局部鲜红，遇热或食用辛辣刺激饮食后加重，搔抓后常有出血或遗留血痕，或有小便黄，大便干结，舌质红，苔黄（图7.30），脉滑。

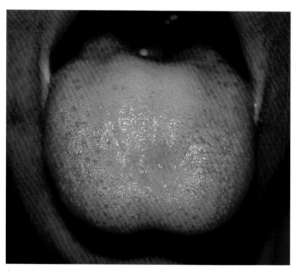

图7.30　舌红，苔黄

（2）食疗

① 金银花10克、菊花10克、茉莉花3克，加入沸水泡茶饮用。

② 莲藕，榨汁或煮汤，饮用。

③ 雪梨，直接食用，或榨汁饮用。

④ 白茅根100克，煎水当茶饮用。

⑤ 生地黄粥：粳米100克，生地黄30克。粳米淘洗干净，用冷水浸泡半小时，捞出，沥干水分。将生地黄用温水浸泡，漂洗干净。取砂锅，放入冷水、生地黄，煮沸约15分钟。滤去药渣，加入粳米，用旺火煮开后改小火，续煮至粥成，即可盛起食用。

⑥ 黄瓜煎：黄瓜片30克，随后加入煎煮过的沸水中，加入适量的冰糖，一日1剂，分成3次服用。

⑦ 生地猪肉汤：生地黄30克，猪肉（瘦）100克，盐、味精各适量。将猪瘦肉洗净后切成片。将生地黄洗净与猪瘦肉一同置于锅内，加入适量清水。用武火煮沸后，再改用文火煎煮约30分钟。最后加入适量盐、味精调味，去生地黄即可。

（3）放血　耳尖点刺放血。少商点刺放血。

（4）拔罐　血海、大椎行刺血拔罐法。

（5）耳穴　肺、肝、脾、胃、内分泌（王不留行贴压）。

7.24.3　湿热证

（1）证候　皮疹瘙痒，或疱疹瘙痒，或风团瘙痒，或皮肤苔藓样变，搔抓后有渗出，小便黄，大便黏腻、排便不畅，舌红苔黄腻（图7.15），脉濡。

（2）食疗

① 冬瓜汤：带皮冬瓜250克，切块，煮汤食用。

② 薏苡仁红豆煎：薏苡仁30克、红小豆15克，加水同煮至豆烂，酌加白糖，早晚分服。

③ 马齿苋煎：鲜马齿苋30～60克，水煎，每日分数次服用，并可配合外洗。

④ 绿豆海带粥：绿豆30克，水发海带50克，糯米、红糖各适量。水煮绿豆、糯米成粥，调入洗涤切碎的海带末，再煮3分钟加入红糖即可。日服1次。

⑤ 冬瓜芥菜汤：冬瓜200克、芥菜30克、白菜根50克、白茅根50克，煎水当茶饮。

⑥ 海带薏苡仁冬瓜汤：海带50克，薏苡仁25克，冬瓜500克。海带漂洗刷干净，薏苡仁洗净后用清水浸泡1小时备用。冬瓜去皮、切块。将三者一起放进

瓦煲内，加入适量清水，武火煮沸后，改为文火煲约1小时，调入适量食盐即可食用。

⑦ 苡苓小米粥：薏苡仁60克，小米150克，土茯苓20克。将上述材料洗净，将土茯苓用纱布包好，同煮成粥。取出土茯苓喝粥。1周数次。服时忌茶。

（3）拔罐　大椎、曲池、合谷、风市、三阴交、阿是穴刺血拔罐法。

（4）放血　耳尖点刺放血。少商点刺放血。

（5）耳穴　肺、肝、脾、胃、内分泌（王不留行贴压）。

7.25　过敏性鼻炎

过敏性鼻炎，是指特应性个体接触过敏原后主要由IgE介导的介质（主要是组织胺）释放，并有多种免疫活性细胞和细胞因子等参与的鼻黏膜非感染性炎性疾病。中医认为，过敏性鼻炎的病因病机如下：①先天禀赋不足，外感风邪，致营卫不和，发为鼻炎。②后天养生不慎，致脾气亏虚，脾不运化水湿，聚而生痰，发为鼻炎。现代医学认为，过敏性鼻炎是过敏体质和外界环境中的过敏原交互作用所致。

过敏性鼻炎的状态失调，主要表现为寒证、虚证。调理原则：寒证以温阳散寒、调和营卫为主，虚证以健脾益气为主。

7.25.1　营卫不和证（卫气失调证）

（1）证候　鼻塞，鼻痒，鼻流清涕，喷嚏，受凉后加重，或有咽痒、眼痒，恶风，自汗，易疲乏，形体消瘦，舌淡白，苔薄白，脉浮缓。

（2）食疗

① 玉屏风粥：黄芪30克，防风9克，大枣8枚，粳米100克。将黄芪、防风洗净，水煎去渣取汁备用；将大枣、粳米洗净，同置锅中，加入药汁及适量水，共煮至米烂粥成。每日1剂，分2次服食。

② 灵芝粥：灵芝20克，大枣60克，粳米50克，蜂蜜适量。将大枣洗净去核；粳米淘洗净；灵芝洗净切碎用纱布包好，同放入锅中共煮至米烂粥成，去药包，调入蜂蜜即可。每日1剂，空腹顿服。

③ 桂枝汤：桂枝10克，白芍10克，生姜3片，大枣3个，炙甘草6克。煎水服用，每日1剂；或布包炖汤食用。

（3）艾灸　迎香、鼻梁、印堂、攒竹、阳白、太阳、肺俞。

（4）耳穴　神门、外鼻、肺、脾、内分泌（王不留行贴压）。

（5）推拿　揉按气海、关元、大椎、风池、印堂、合谷、迎香、足三里。

7.25.2　脾虚生痰证

（1）证候　鼻塞，鼻痒，鼻流清涕，喷嚏，或有咳嗽、咳白稀痰、面色苍白或萎黄，疲乏无力，四肢倦怠，食欲欠佳，大便稀软，或面部、下肢浮肿，舌淡白，或淡白而嫩，边有齿痕，苔白腻（图7.7），脉虚或弱。

（2）食疗

① 山药苡米柿饼粥：山药60g，薏苡仁（苡米）60g，柿饼30g。山药、柿饼切碎，与薏苡仁一同煮烂为糊粥。

② 芪枣粥：黄芪60g，大枣20g，粳米100g，红糖少许。将黄芪切片，与大枣一起放入锅内，加水适量，熬煮取汁，然后用药汁与粳米同放入锅内，加水适量，武火烧沸，再用文火煮成粥，加入红糖搅匀即成。

③ 红枣苍耳汤：大枣（红枣）10枚，苍耳子9g。将上二味加适量清水煎煮，水沸即可，饮用。

（3）艾灸　足三里、丰隆、三阴交、迎香。

（4）耳穴　神门、外鼻、肺、脾、内分泌（王不留行贴压）。

（5）推拿　揉按气海、关元、风池、合谷、迎香、印堂、阴陵泉、足三里、三阴交。

8 常见体质的中医调理

8.1 平和质

8.1.1 定义

强健壮实的体质状态，表现为体态适中，面色红润，精力充沛。

8.1.2 成因

先天禀赋良好，后天调养得当。

8.1.3 舌象

舌质淡红，苔薄白（图8.1）。

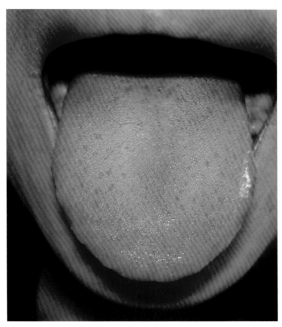

图8.1 平和质舌象

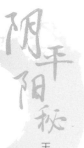
8.1.4 体质特征

（1）形体特征 体形匀称，健壮。

（2）常见表现 面色红润，皮肤润泽，头发稠密有光泽，目光有神，鼻色明润，嗅觉灵敏，口无异味，唇色红润，精力充沛，不易疲劳，对气候冷热适应性好，睡眠良好，食欲佳，大小便正常，脉象柔和有力。

（3）心理特征 性格随和开朗，心态宁静祥和。

（4）发病倾向 平时较少患病。

（5）对外界环境适应能力 对自然环境和社会环境适应能力较强。

8.1.5 健康处方

（1）饮食 注意荤素搭配，以谷物、瓜果、蔬菜为主，适当搭配肉食；早餐吃好、午餐吃饱、晚餐吃少，一日三餐要规律；不要挑食、暴饮暴食。可适量饮酒；可饮茶，夏天宜饮绿茶，冬天宜饮红茶。

（2）睡眠 夜晚23时前入睡，睡到自然醒。建议睡午觉，尤其是在夏季。

（3）情志 保持良好的心态和相对稳定的情绪。

（4）运动 注意劳逸结合，可参加各种运动，运动量以运动后感觉舒畅为度，运动过少或运动过度都对健康不利。

（5）其他 平和质者一般不需服用中成药或中药以保健，尤其不宜乱服滋补药。不应吸烟。

8.2 气虚质

8.2.1 定义

由于元气不足，以机体、脏腑功能低下为主要特征的一种体质状态。

8.2.2 成因

先天虚弱，后天失养或病后气亏。如家族成员多数较虚弱；孕育时父母体弱，早产；人工喂养不当，偏食、厌食；或因年老气衰等。

8.2.3 舌象

舌质嫩，舌色淡红或淡白，苔薄白或少（图8.2）。

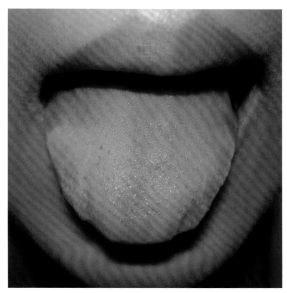

图8.2　气虚质典型舌象

8.2.4　体质特征

（1）形体特征　肌肉不健壮。

（2）常见表现　平时语音低怯，气短懒言，体力差，易疲劳，精神不振，易出汗。

（3）或见表现　面色偏黄或苍白，目光少神，口淡无味，唇色不润泽，毛发不光泽，头晕，健忘，大便正常或有排便不畅，但大便不干硬或大便不成形，便后仍觉未尽，小便正常或偏多，脉虚或细。

（4）心理特征　性格内向，不喜交际，胆小不喜欢冒险。

（5）发病倾向　平时体质虚弱，容易感冒，或病后抗病力弱而易迁延不愈，易患过敏性鼻炎、内脏下垂、虚劳等病，容易出现退行性病变。

（6）对外界环境的适应能力　怕冷、怕风；在夏天更觉疲乏无力。

8.2.5　健康处方

（1）中成药或中药　补中益气丸，口服，一次9克，一日2次；人参归脾丸，口服，一次9克，一日2次；生脉口服液，口服，一次10～20毫升，一日2次；洋参丸，口服，一次2粒，每日2次。西洋参，研粉口服，一次3克，一日2次；冬季可选用：生晒参，或红参，或高丽参，研粉口服，或切片嚼服，一次3克，一日2次。服药后气虚体质得以改善，即应停服或减量维持。以上药物的用量用法，也可遵医嘱。

（2）饮食宜忌

① 宜大米、小米、黄豆、麦类、花生、白扁豆、山药、苹果、荔枝、桂圆、榴莲、大枣、土豆、蘑菇、鲫鱼、泥鳅、黄鳝、鳗鱼、番鸭、乳鸽、鹌鹑、羊肉、鸡肉、牛肉，宜饮红茶、咖啡。

② 应少食冷饮冷食及寒凉食物，如冰棒、雪糕、冰镇啤酒、绿茶、生藕、生黄瓜、凉拌白萝卜、豆芽、西瓜、梨、杨桃等。

（3）睡眠　保证充足的睡眠，应在夜晚23时前入睡，睡到自然醒。夏季宜睡午觉。

（4）情志　应开朗、积极，多与人交流。

（5）运动　宜舒缓的运动，如打太极拳，慢跑，坐禅，练静气功。不宜剧烈运动或负荷量大的运动，如跳绳，举重，踢足球，打排球、网球、游泳等。

（6）药膳　党参黄芪鸡汤，黄芪鳗鱼汤，羊肉山药汤，花生大枣枸杞小米粥，茯苓糕。

（7）膏方　冬季可用"十全大补汤"熬膏服用，十全大补汤药物组成：人参100克（或党参200克），炙黄芪150克，炒白术120克，茯苓100克，炙甘草30克，当归80克，炒白芍60克，熟地黄60克，川芎30克，肉桂30克，可加陈皮20克，水煎1~2小时后，去渣浓煎，用适量饴糖或蜂蜜收膏。口服，一次10克，每日1次，或遵医嘱。

（8）药茶　可用西洋参、红参、生晒参或高丽参各适量，切片泡茶饮用，也可饮用枸杞红枣茶。

（9）药酒　可用西洋参、红参、生晒参、高丽参、党参或黄芪各适量，泡酒饮用；也可饮用党参枸杞红枣酒。

（10）耳穴　神门、脾、胃（王不留行贴压）。

（11）穴位按摩或温灸　揉按或艾灸大椎、百会、气海、关元、足三里、阴陵泉、涌泉。

（12）其他　要保证充足的休息时间，不要过度劳累。

8.3　阳虚质

8.3.1　定义

由于阳气不足，以虚寒表现为主要特征的体质状态。

8.3.2　成因

先天不足，或病后阳亏。如家族中均有虚寒表现，孕育时父母体弱，或高龄受孕，早产，或平时喜好寒凉饮食而损伤阳气，或久病阳亏，或年老体衰。

8.3.3　舌象

舌质淡白而嫩，苔白而润（图8.3）。

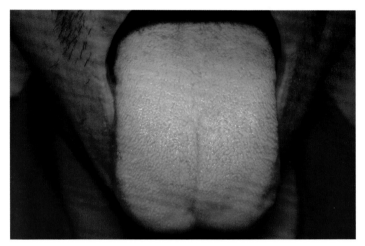

图8.3　阳虚质舌象

8.3.4　体质特征

（1）形体特征　多形体白胖，肌肤松软而不结实。

（2）常见表现　平时怕冷，手足不温，喜热饮食，精神不振，睡眠偏多。

（3）或见表现　面色白，目胞晦暗，口唇色淡，毛发易落，易出汗，大便不成形或稀溏，小便清长，脉迟、缓、虚或弱。

（4）心理特征　性格多沉静、内向。

（5）发病倾向　发病多为寒证，或易从寒化，易患慢性咳喘、痰饮、肿胀、泄泻、阳痿，容易出现退行性病变，容易出现在各种疾病的后期阶段。

（6）对外界环境适应能力　不耐受寒邪，因怕冷而喜欢过夏天不喜欢过冬天，易感湿邪。

8.3.5　健康处方

（1）中成药或中药　金匮肾气丸，口服，一次6克，一日2次；附子理中丸，口服，一次6～9克，一日2次；右归丸，口服，一次6～9克，一日2次；冬季可选用：鹿茸，研细末，口服，一次1～3克，每日1次或隔日1次；冬虫夏草，研细末，口服，一次3克，每日1次或隔日1次。服药后阳虚体质得以改善，即应停服或减量维持。以上药物的用量用法，也可遵医嘱。

（2）饮食宜忌

① 宜糯米、大米、小米、麦类、荞麦、黄豆、栗子、榛子、苹果、葡萄、樱桃、荔枝、桂圆、榴莲、红枣、菱角、韭菜、蘑菇、鲫鱼、泥鳅、黄鳝、带鱼、番鸭、乳鸽、鹌鹑、羊肉、鹿肉、鸡肉、牛肉、狗肉，宜生姜、蒜、葱、辣椒、花椒、胡椒、八角茴香等佐料或调味品，可适量饮用白酒、葡萄酒、黄酒，宜饮红茶，可饮咖啡。

②不宜食用或少食冷饮冷食，如冰棒、冰激凌、冰镇啤酒，以及寒凉性质的饮食，如藕、黄瓜、豆芽、西瓜、梨、绿茶等。

（3）睡眠　保证充足的睡眠，应在夜晚23时前入睡。夏季宜睡午觉。

（4）情志　应乐观、开朗，积极向上。

（5）运动　宜柔缓的运动，如打太极拳，练太极剑，做瑜伽，慢跑，可打坐，或练静气功。不宜做大负荷的运动或出大汗的运动，如快跑，游泳，打篮球，踢足球。

（6）药膳　可食用羊肉山药汤、当归生姜羊肉汤、黑豆狗肉煲、鸡公枸杞煲、乳鸽枸杞汤。

（7）膏方　冬季可用"温经汤"熬膏方服用，温经汤药物组成：肉桂30克，吴茱萸15克，川芎40克，当归150克，白芍100克，牡丹皮25克，干姜50克，法半夏40克，麦冬80克，人参100克，炙甘草25克，阿胶粉80克。以上药物除阿胶外，水煎1～2小时后，去渣浓煎，以阿胶粉和适量饴糖收膏。口服，一次10克，每日1次，或遵医嘱。

（8）药茶　可饮用红参茶、枸杞红枣茶。

（9）药酒　可饮用巴戟天酒、海马酒、鹿茸枸杞酒、枸杞红枣酒。

（10）药浴或足浴　生艾叶50克，肉桂50克、丁香30克，煎水浴体或浴足。

（11）耳穴　神门、脾、胃、肾（王不留行贴压）。

（12）穴位艾灸或按摩　揉按或艾灸大椎、百会、神阙、气海、关元、足三里、阴陵泉、涌泉。

（13）其他　应注意保暖避寒，尤其在冬季。夏天宜少吹或不吹空调。女子在行经期尤其应注意保暖避寒。

8.4　阴虚质

8.4.1　定义

由于体内阴津亏少，以阴虚内热表现为主要特征的体质状态。

8.4.2　成因

先天不足，或久病失血，性生活过度耗伤肾精，过度劳累而伤阴。如家族成员体形多偏瘦，孕育时父母体弱，或年长受孕，早产，或曾患出血性疾病等。

8.4.3　舌象

舌质红或绛，苔少而干燥（图8.4）。

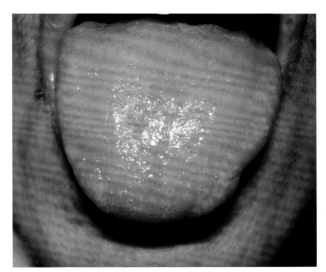

図8.4　阴虚质舌象

8.4.4　体质特征

（1）形体特征　体形瘦长。

（2）常见表现　平时易口干咽燥，口渴喜喝冷饮，鼻微干，大便干结，手足心热。

（3）或见表现　面色潮红，有烘热感，眼睛干涩，视物不清楚，口唇红微干，皮肤偏干，易生皱纹，头晕耳鸣，睡眠差，小便短少而黄，脉细数。

（4）心理特征　性情急躁，外向好动，活泼。

（5）发病倾向　平时易患阴亏燥热的病变，或生病后易表现为阴亏症状，容易出现退行性病变。容易见于发热性疾病后期、代谢亢进的疾病。

（6）对外界环境的适应能力　平时较难耐受高温和干燥的气候，喜欢过冬天而不喜欢过夏天。

8.4.5　健康处方

（1）中成药或中药　六味地黄丸，口服，一次9克，一日2次；玄麦甘橘冲剂，开水冲服，一次1包，每日2～3次；二冬膏，口服，一次9～15克，一日2次；雪梨膏，开水冲服，一次9～15克，一日2～3次。石斛5～10克，煎水饮用；麦冬30克、生地黄30克、玄参30克，煎水饮用。服药后阴虚体质得以改善，即应停服或减量维持。以上药物的用量用法，也可遵医嘱。

（2）饮食宜忌

① 宜多吃大白菜、黑木耳、银耳、豆腐、甘蔗、李子、桃子、梨、荸荠、西瓜、黄瓜、哈密瓜、甜瓜、百合、山药、鲍鱼、甲鱼、海参、海蛎、蛤蜊、海蜇、燕窝、牛奶、水鸭、猪皮等。宜饮绿茶或乌龙茶。

② 不宜吃羊肉、狗肉、鹿肉、公鸡肉、鸽肉、韭菜，用生姜、胡椒、花椒、辣椒、八角茴香、黄酒做佐料时用量宜少，不宜吃火锅、烧烤、方便面，不宜或尽量少饮酒。

（3）睡眠　不要熬夜，应在夜晚23时前入睡，睡到自然醒。夏天宜睡午觉。

（4）情志　应适度内敛、沉静，保持平和的心态。

（5）运动　非常适合坐禅、练静气功、打太极拳、做瑜伽，也可进行游泳，打乒乓球、羽毛球、篮球，踢足球，踢毽，登山等运动。

（6）药膳　石斛枸杞乌鸡汤、百合山药煲、沙参水鸭母汤、石橄榄排骨汤、银耳苹果冰糖汤、燕窝雪蛤粥。

（7）膏方　北沙参100克，玉竹50克，黄精80克，石斛30克，雪梨500克，砂仁20克，阿胶粉50克。上述药物除阿胶外，水煎1～2小时后，去渣浓煎，最后用阿胶粉加冰糖水收膏。口服，一次10克，每日1次，或遵医嘱。

（8）药茶　可饮用参须茶、麦冬茶、鲜石斛茶、鲜石橄榄茶。

（9）耳穴　神门、肺、肾（王不留行贴压）。

（10）穴位按摩　揉按三阴交、太溪。

（11）其他　平时应多饮水，不宜进行艾灸。

8.5 痰湿质

8.5.1 定义

由于水液内停而痰湿凝聚，以黏滞重浊为主要特征的体质状态。

8.5.2 成因

先天遗传，或后天饮食上大鱼大肉，过食高脂肪、高热量、高蛋白饮食，以致营养过剩。

8.5.3 舌象

舌苔厚腻，或舌体胖大（图8.5）。

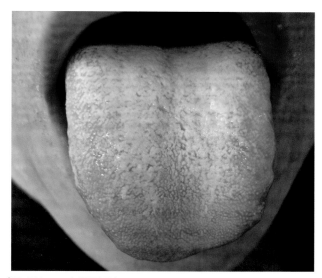

图8.5　痰湿质舌象

8.5.4 体质特征

（1）形体特征　体形肥胖，腹部肥满松软。

（2）常见表现　面部皮肤油腻，汗多而黏，胸闷，痰多。

（3）或见表现　面色淡黄而暗，眼胞微浮，容易疲倦犯困，口内黏腻或有甜味，身体困重不适，喜欢吃肥腻的和甘甜的食物，大便正常或黏腻不畅，小便不多或微混浊，脉滑或细濡缓。

（4）心理特征　性格偏温和、稳重、恭谦、豁达，多善于忍耐。

（5）发病倾向　易患消化系统疾病、代谢性疾病，中老年人容易出现血脂和胆固醇高。

（6）对外界环境适应能力　对梅雨季节及潮湿环境适应能力差。

8.5.5　健康处方

（1）中成药或中药　二陈丸，口服，一次9～15克，一日2次；六君子丸，口服，一次9克，一日2次；绞股蓝总苷片，口服，一次1片，一日3次。服药后痰湿体质得以改善，即应停服或减量维持。以上药物的用量用法，也可遵医嘱。

（2）饮食宜忌

① 宜以素食为主，如白萝卜、芋头、魔芋、芥菜、青菜、油菜、包菜、茄子、紫菜、海带、海蜇、洋葱、葫芦、冬瓜、白果、蚕豆、枇杷、薏苡仁、山楂。宜辛香的断血流（九层塔）、胡椒、姜、八角茴香、金橘、韭菜、葱、蒜。宜多饮普洱茶。

② 不宜食用或少食肥腻的食物，如油脂类点心、煎炸馅饼、油炸食品、猪油、奶酪、黄油、肥肉、腊肠、腊肉、动物内脏。

（3）睡眠　保证充足的睡眠，宜在夜晚23时前入睡。夏天宜睡午觉。

（4）情志　宜保持相对稳定的情绪和平和的心态。

（5）运动　可进行各种运动，如快跑，登山，游泳，打乒乓球、篮球、网球、羽毛球、排球，踢足球，跳绳以及各种武术，宜循序渐进地不断增加运动量。

（6）药茶　可饮陈皮砂仁茶（陈皮、砂仁适量泡水饮用）、生山楂茶、决明子茶、荷叶茶、熟普洱茶。

（7）药酒　可饮山楂酒。

（8）耳穴　肺、脾、胃、肾、内分泌（王不留行贴压）。

（9）拔罐　在背部行走罐或留罐法。

（10）穴位按摩　揉按气海、关元、天枢、足三里、丰隆、阴陵泉。

（11）其他　居处应避免潮湿。

8.6　湿热质

8.6.1　定义

以湿热内蕴为主要特征的体质状态。

8.6.2 成因

先天禀赋，或久居湿地，或喜欢吃肥腻、甘甜的食物，或长期饮酒，或经常熬夜，导致湿热内蕴。

8.6.3 舌象

舌苔黄腻或淡黄腻，舌质偏红或淡红（图8.6）。

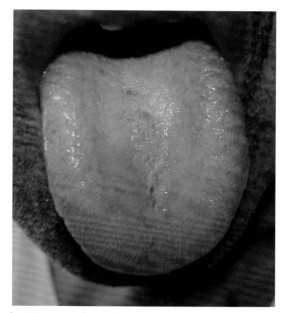

图8.6 湿热质舌象

8.6.4 体质特征

（1）形体特征 形体偏胖。

（2）常见表现 平时面部垢腻油光，易长痤疮，容易口苦、口干，身体沉重困倦。

（3）或见表现 形体偏胖，心烦，倦怠，眼睛发红，大便黏滞，排便不畅，小便短少而黄，男子易见阴囊潮湿而黏滞，女子易见带下色黄、量多、质稠黏滞、臭味大，脉多见濡缓。

（4）心理特征 多心烦、憋闷。

（5）发病倾向 易患各种皮肤病、消化系统疾病、代谢性疾病，中老年人容易出现血脂和胆固醇高等。

（6）对外界环境的适应能力　对潮湿闷热的环境或气候较难适应，尤其是夏末秋初时的湿热交蒸气候。

8.6.5　健康处方

（1）中成药或中药　甘露消毒丸，口服，一次6～9克，一日2次；茵胆平肝胶囊，口服，一次2粒，一日3次；金钱草冲剂，开水冲服，一次1～2袋，一日3次。鲜金钱草60克，鲜白茅根60克，鲜车前草60克（如用干品，酌情减量），煎水服用，每日或隔日1次。服药后湿热体质得以改善，即应停服或减量维持。以上药物的用量用法，也可遵医嘱。

（2）饮食宜忌

① 饮食以清淡为主，宜谷类、薏苡仁、赤小豆、绿豆、白萝卜、苦笋、芹菜、空心菜、豆芽、金线莲、苦瓜、冬瓜、葫芦、丝瓜、黄瓜、藕、火龙果、杨桃、蛤蜊、海蜇、海带。宜饮绿茶、乌龙茶。

② 忌油腻、辛热和煎炸的食物，如肥肉、腊肉、腊肠、黄油、狗肉、羊肉、公鸡肉、虾、桂圆、荔枝、榴莲、蜂蜜、红枣、辣椒、韭菜、桂皮。不宜饮酒。

（3）睡眠　宜在夜晚23时前入睡，睡到自然醒。夏天宜睡午觉。

（4）运动　可参与各种运动，如登山、游泳、跑步、跳绳、踢毽、打太极拳、八段锦、打篮球、网球、踢足球。

（5）药茶　可饮金钱草茶，玉米须泡茶，车前草煎汤代茶（鲜品更佳）。

（6）药浴或足浴　金钱草30克，绵茵陈30克，车前草30克，泽泻50克。煎水浴体或浴足。

（7）耳穴　肺、肝、脾、胃、内分泌（王不留行贴压）；耳尖点刺放血。

（8）拔罐　在背部行走罐或留罐法。大椎行刺血拔罐法。

8.7　瘀血质

8.7.1　定义

瘀血质是指体内有血液运行不畅的潜在倾向或瘀血内阻的病理基础，并表现出相应的一系列外在征象的体质状态。

8.7.2　成因

多由长期气滞发展而来，是各种疾病病程久后的转归，通常是功能性疾病向器质性病变的征象。各种外伤和化疗容易导致瘀血。

8.7.3　舌象

舌质暗或紫，或有瘀点、瘀斑，或舌下静脉瘀紫、曲张（图8.7）。

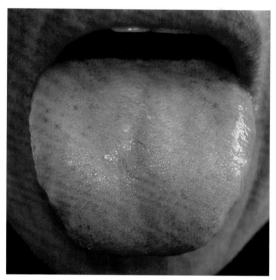

图8.7　瘀血质舌象

8.7.4　体质特征

（1）形体特征　瘦人居多。

（2）常见表现　平时面色晦暗，皮肤偏暗或色素沉着，容易出现瘀斑，易患疼痛，口唇暗淡或紫。

（3）或见表现　眼眶暗黑，鼻部暗滞，发易脱落，肌肤干燥，有出血倾向，女性多见痛经、闭经、崩漏，或经色紫黑，或经血中多凝血块，脉细涩或结代。

（4）心理特征　易心烦、急躁，易健忘。

（5）发病倾向　容易出现血脂和胆固醇升高，易患皮下出血，各种慢性出血（特征为少量血色暗红的出血），心脑血管疾病，肿瘤（包括囊肿、息肉、增生、结节、良性肿瘤和恶性肿瘤等）及各种痛症等。

（6）对外界环境的适应能力　不耐受风邪、寒邪。

8.7.5　健康处方

（1）中成药或中药　血府逐瘀胶囊，口服，一次6粒，一日2次；桂枝茯苓胶囊，口服，一次3粒，一日3次，饭后服；复方丹参片，口服，一次3片，一日3次。三七粉，3~5克，一日1~2次。服药后瘀血体质得以改善，即应停服或减量维持。以上药物的用量用法，也可遵医嘱。

（2）饮食宜忌

① 宜多吃黑木耳、香菇、茄子、芋头、黑豆、黄豆、海带、紫菜、白萝卜、胡萝卜、桃子、山楂、醋，可适量饮酒，尤其是葡萄酒，宜饮茶。

② 少食油腻不易消化的食物，如肥肉、腊肉、黄油等。

（3）睡眠 保证充足的睡眠，不要熬夜。应在夜晚23时前入睡。

（4）情志 应保持舒畅的心情。

（5）运动 应积极参与各种体育运动，比如跑步、登山、游泳、骑车、打乒乓球、垒球、保龄球、高尔夫球、羽毛球、网球、跳绳、打太极拳、八段锦等。

（6）药膳 四物（当归、川芎、熟地黄、白芍）炖鸡汤、四物炖排骨汤。

（7）药茶 可饮用藏红花茶、生山楂茶。

（8）药酒 三七片30克，虎杖50克，川芎30克。泡白酒饮用。

（9）药浴或足浴 月季花30克，桃花30克，益母草30克，降香50克。布包煎水，浴体或浴足。

（10）耳穴 神门、肝（王不留行贴压）。

（11）拔罐 在背部行走罐或留罐法。大椎行刺血拔罐法。

（12）穴位按摩 揉按合谷、内关、三阴交、太冲、气海。

（13）其他 冬天注意保暖避寒，女子在行经期尤其应注意保暖避寒。

8.8 气郁质

8.8.1 定义

由于长期情志不畅、气机郁滞而形成的以性格内向，情绪不稳定，忧郁，心理脆弱、敏感多疑为主要表现的体质状态。

8.8.2 成因

先天遗传，或因精神刺激，睡眠不足等。

8.8.3 舌象

舌质淡红，舌苔薄白。少数可见肝郁线（图8.8）。

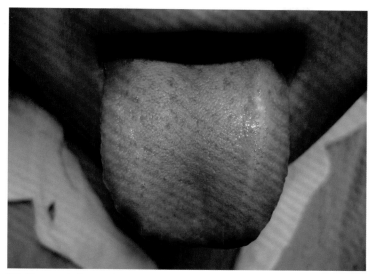

🌸 图8.8　气郁质舌象

8.8.4　体质特征

（1）形态特征　形体瘦者为多。

（2）常见表现　性格内向，情绪不稳定，忧郁，心理脆弱，敏感多疑，平时忧郁面貌，神情多烦闷不乐。

（3）或见表现　胸胁胀满，或走窜疼痛，喜叹气，或嗳气、呃逆，或喉间有异物感，或乳房胀痛，睡眠较差，食欲减退，易心悸惊恐，健忘，痰多，大便多干结，小便正常，脉弦细。

（4）心理特征　性格内向，情绪不稳定，忧郁，心理脆弱，敏感多疑。

（5）发病倾向　易患忧郁症、焦虑症、神经官能症、神经质症、神经性皮炎、月经失调、月经前乳腺胀痛、内分泌失调、失眠、梅核气等。

（6）对外界环境的适应能力　对精神刺激适应能力较差，不喜欢阴雨天气。惧怕寂寞、孤独。

8.8.5　健康处方

（1）中成药或中药　丹栀逍遥丸或逍遥丸，口服，一次9克，一日2次；舒肝理气丸，口服，一次3~6克，一日3次；柴胡舒肝丸，口服，一次1丸，一日2次。服药后气郁体质得以改善，即应停服或减量维持。以上药物的用量用法，也可遵医嘱。

（2）饮食宜忌　宜多吃黄花菜、芹菜、茼蒿、断血流（九层塔）、西红柿、葱、蒜、荞头、刀豆、豌豆、甘蓝、海带、紫菜、白萝卜、柚子、橙子、金橘、山楂果等。早晨可饮茶、饮咖啡以提神，午后避免饮茶、饮咖啡以免影响睡眠。可适量饮酒。

（3）睡眠　应保证充足的睡眠，不熬夜，在夜晚23时前入睡。中午宜睡午觉。

（4）情志　应乐观、开朗、活泼。多结交朋友，多参加集体活动，多与人交流，避免自我封闭状态。如有不良情绪，应及时排解，可向亲人、朋友或同学倾诉，以寻求心理上的支持与慰藉，必要时可求助于心理咨询师或心理医师。

（5）运动　积极参加各种运动，如打篮球、网球、羽毛球、乒乓球、踢足球，游泳，跳绳，登山，跑步，骑车，踢毽，以及各种武术。练太极拳、太极剑，练静气功，做瑜伽，坐禅，对于舒缓情绪也很有帮助。

（6）药茶　可饮玫瑰花茶、薄荷茶。

（7）药浴或足浴　玫瑰花50克，玳玳花30克，薄荷30克，香橼50克，布包煎水，浴体或浴足。

（8）耳穴　神门、肝、内分泌、皮质下（王不留行贴压）。

（9）拔罐　在背部行走罐或留罐法。

（10）穴位按摩　揉按合谷、内关、三阴交、太冲、气海。

8.9　实热质

8.9.1　定义

实热质，就是通常所说的"火体"，由先天或后天因素所致的以阳气亢旺、火热较盛为特征的体质状态。

8.9.2　成因

先天禀赋，或过食燥热食物、过服燥热药物，或后天工作和生活环境燥热。

8.9.3　舌象

舌质红，苔黄，或少津（图8.9）。

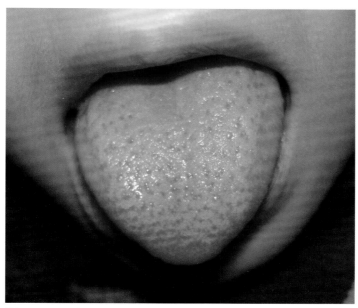

图8.9　实热质舌象

8.9.4　体质特征

（1）形态特征　形体偏瘦者较多。

（2）常见表现　面色偏红，眼睛偏红，目光神气很足，口苦，口渴，咽干，咽痛，食欲佳，大便干结，小便黄，脉滑、实或弦。

（3）心理特征　精力充沛，烦躁易怒，易激动、易冲动，失眠多梦。

（4）发病倾向　容易出现各种炎症、发热性疾病、出血症和各类肿痛。

（5）对外界环境的适应能力　不耐受燥热的气候和环境，喜欢过冬天，不喜欢过夏天。对燥热的饮食耐受力差。

8.9.5　健康处方

（1）中成药或中药　黄连上清丸，口服，一次3克，一日2次；防风通圣丸，口服，一次6克，一日2次；清火栀麦片，口服，一次2片，一日2次；穿心莲片，口服，一次1~2片（大片），一日3次；双黄连口服液，口服，一次20毫升，一日3次。服药后实热体质得以改善，即应停服或减量维持。以上药物的用量用法，也可遵医嘱。

（2）饮食宜忌

① 饮食以素食为主，多吃豆腐、绿豆、绿豆芽、苦瓜、地瓜、冬瓜、黄

瓜、苦笋、藕、空心菜、苋菜、白菜、芹菜、茭白、西瓜、香蕉、枇杷、火龙果、梨、贝类、螃蟹、猪小肠和小肚、香油。宜饮绿茶、苦丁茶、王老吉凉茶。可吃龟苓膏、仙草蜜。

② 不宜吃或少吃羊肉、狗肉、鹿肉、公鸡、鸽子、鹌鹑、番鸭、虾、龙眼、荔枝、榴莲、红枣、辣椒、韭菜、花椒、胡椒、姜、蒜，不宜吃煎炸食品、烧烤食品、肥腻食品、火锅、方便面。不宜饮酒。

（3）睡眠　不熬夜，宜在夜晚23时前入睡。宜睡午觉。

（4）运动　可参与各种运动，如溜冰、滑雪、游泳，打水球、羽毛球、网球、高尔夫球，跳绳，打太极拳、跆拳道、八段锦，练舞蹈，坐禅，做瑜伽和练静气功。

（5）药膳　苦笋小肠煲，莲藕大骨汤，金线莲麻鸭汤，石橄榄排骨汤，海带绿豆麻鸭汤。

（6）药茶　可饮菊花茶、金银花茶、金线莲茶、莲子心茶，也可用生大黄或生栀子泡水饮用。

（7）药浴或足浴　夏枯草30克，菊花30克，金银花30克，青蒿40克，布包煎水，浴体或浴足。

（8）耳穴　肺、肝、脾、胃（王不留行贴压）；耳尖点刺放血。

（9）拔罐　大椎行刺血拔罐法。

（10）其他　一般不宜服用滋补之品，如人参、黄芪、当归、鹿茸、冬虫夏草。

8.10　肾虚质

8.10.1　定义

由于先天禀赋不足、后天失养、久病劳损、性生活不节制等所致的以肾精不足为特征的体质状态。

8.10.2　成因

先天禀赋不足，后天由于疾病和性生活过度等原因损伤肾精，脾胃虚弱等原因不能补充肾精。

8.10.3　舌象

舌质嫩颜色淡白或淡红，苔薄少（图8.10）。

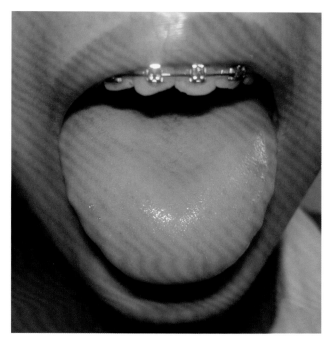

🐚 图8.10　肾虚质舌象

8.10.4　体质特征

（1）形态特征　形体瘦弱者偏多。

（2）常见表现　小儿发育迟缓，身材矮小，囟门迟闭，智力低下，骨骼痿软，动作迟缓；男子精少不育，女子经闭不孕，性功能低下；成人早衰，腰酸膝软，头晕，耳鸣，听力下降，健忘恍惚，两足痿软，脱发严重或头发早白，牙齿松动，目眶暗黑，神情呆钝，脉细或弱，尤以尺部为甚。

（3）心理特征　精神萎靡，健忘，失眠，多梦。

（4）发病倾向　易患虚证，儿童容易发育不良，中老年人容易衰老。

（5）对外界环境的适应能力　对燥热或寒冷的气候都不耐受，对外邪的抵抗力较差。

8.10.5　健康处方

（1）中成药或中药　六味地黄丸，口服，一次9克，一日2次；还少丹，口服，一次6～9克，一日2次；首乌延寿丹，口服，一次9克，一日2次；河车大造丸，口服，一次6克，一日2次。冬虫夏草，研粉吞服，一次1～3克，一日1次；紫河车胶囊，温黄酒或温开水送服，一次15粒，一日2次；灵芝孢子粉胶囊，口服，一次3~4粒，一日1次。服药后肾虚体质得以改善，即应停服或减量维持。以上药物的用量用法，也可遵医嘱。

（2）饮食宜忌　宜多吃核桃、山药、芡实、莲子、松子、板栗、豇豆、黑豆、芝麻、荠菜、韭菜、蜂王浆、骨髓、猪腰、海蛎、鳗鱼、虾、鲈鱼、甲鱼、燕窝、枸杞子、灵芝、海参、海马、土龙、虎尾轮等。宜饮红茶，如普洱茶、大红袍等。

（3）睡眠　保证充足的睡眠，应在夜晚23时前入睡，不熬夜。宜睡午觉。

（4）性生活　性生活应当节制，以防更伤肾精。

（5）运动　宜舒缓的运动，避免过度劳累，如打太极拳，练静气功，做瑜伽，坐禅，慢跑，练习蹲马步有很好的强腰健肾作用。

（6）药膳　可食用熟地枸杞牛肉汤、核桃枸杞芝麻小米粥、虫草鸭汤、土龙猪尾汤、黄精炖老鳖、枸杞海鳗汤、杜仲炖猪腰。

（7）膏方　冬季可熬制以下膏方服用：熟地黄100克，枸杞子80克，制首乌80克，桑椹50克，女贞子50克，山茱萸50克，怀牛膝40克，炒杜仲40克，生白术50克，茯苓40克，陈皮30克，砂仁20克，水煎1~2小时后，去渣浓煎，以适量饴糖或蜂蜜收膏，口服，一次10克，一日1次，或遵医嘱。

（8）药茶　可饮枸杞茶，也可用制首乌或灵芝煎水后当茶饮。

（9）药酒　可饮用首乌酒、枸杞酒、锁阳酒、桑椹酒。

（10）耳穴　神门、肾（王不留行贴压）。

（11）其他　揉按或艾灸或特定电磁波（TDP）照射肾俞、命门、关元、腰部痛点；揉按太溪。

9 常见疾病的就医策略选择

当患者就医时，常常问："我这个病，看中医好还是西医好？"这就涉及就医策略的问题。中医和西医各有所长，有的疾病中医擅长，有的疾病西医擅长，有的疾病需中西医结合治疗。我们邀请了厦门大学医学院的部分资深中医学和西医学专家，在就医策略方面进行了深入的讨论，达成了相应的共识，意在为普通民众选择就医时提供一个参考。具体到某个疾病的治疗策略选择时，希望患者多咨询这一领域的相关中医和西医专家，综合分析各方意见后再做出决定。

9.1 诊断上的区别

在诊断方面，以西医病名诊断为主，而中医则擅长对状态的辨识，即"辨证"。

9.2 适合看中医的疾病

（1）功能性疾病　许多人自觉身体不适，出现头晕目眩，头痛或偏头痛，乏力，心悸，盗汗，失眠，便秘，腹泻，无名发热等症状，但经化验、拍片等检查后未发现器质性病变，即所谓的"亚健康状态""神经官能症""自主神经功能失调"等，这时宜看中医。

（2）病毒感染性疾病　对于很多病毒感染性疾病，如流行性感冒、病毒性肝炎、病毒性肺炎、流行性腮腺炎、病毒性心肌炎等疾病，西医常常缺乏有效的治疗，而中医通过调整身体状态，激发人体的免疫应答，常常能收到较好的疗效。

（3）妇科疾病　痛经、月经不调、功能性子宫出血、乳腺增生、卵巢功能低下所致的不孕症、免疫性不孕症等妇科疾病，孕期保健、产后身体调理、产后无乳及回乳，中医都有卓越的疗效。另外，灸法对于胎位不正的矫正，也极有特色。

（4）儿科疾病　小儿消化不良、上呼吸道感染（尤其是病毒性感染）、哮喘、疳积、营养不良、湿疹、遗尿、厌食等疾病，中医药治疗效果明显。对于小儿的慢性病和功能性疾病，小儿推拿有很好的疗效，如配合中药治疗则更佳。中医对小儿体质的判断尤具优势，中药、针灸、推拿等对改善小儿体质很有帮助。

（5）慢性病和老年性疾病

① 肿瘤：中医治疗肿瘤是从整体提高人体的综合抗病能力与机体恢复能力，减少病痛，提高生活质量，延长生存期，减少放疗、化疗的不良反应，增强其疗效。以下几种情况适合介入中医治疗：a.配合手术、放疗、化疗应用，可促进患者康复，减轻放化疗毒性反应，增强疗效；b.对于晚期不能耐受放化疗的患者，可在一定程度上控制肿瘤的发展，减轻临床症状，延长生存时间，提高生活质量；c.肿瘤手术、放疗、化疗等治疗后的康复期的治疗与调理；d.肿瘤标志物升高，但未发现肿瘤者；e.对高危人群，中医可以预防和减少肿瘤的发生。

② 冠心病、糖尿病、高脂血症、高血压病、甲状腺功能亢进、痛风等慢性疾病，西医治疗的同时，配合中医治疗，对于改善症状和患者体质状态很有帮助。但甲状腺功能低下、桥本甲状腺炎则宜首选中医治疗。

③ 中风后遗症、颈椎病、腰椎间盘突出症、斑秃等疾病，针灸有较好的疗效。

（6）大病后、术后的康复治疗与调理　大病后，或手术后，患者往往会出现乏力，厌食，消化不良，盗汗，低热等体虚症状，此时采用中医药治疗，能使患者较快恢复健康。

（7）对西药过敏的人所患疾病　用中医药治疗有明显优势。

（8）其他　湿疹、荨麻疹、过敏性皮炎、带状疱疹等皮肤科疾病，中医治疗有很好的效果。对于风湿免疫科疾病，如类风湿关节炎、系统性红斑狼疮、干燥综合征、溃疡性结肠炎、克罗恩病等，症状轻，以功能失调为主者，可单用中医治疗；症状中至重度，有器质性损伤者，则需中西医结合治疗。精神心理性疾病中，如失眠症、情感障碍和各种神经症，中医有较好的疗效。阳痿、脱发、肛肠痔瘘、痤疮、更年期综合征等疾病，中医疗效较佳。针灸对呃逆、各种扭伤、各种疼痛、面瘫、麦粒肿、带状疱疹尤有卓效。口腔科疾病，如口腔溃疡、牙龈肿痛、牙齿松动等疾病，较宜中医治疗。

9.3　适合看西医的疾病

（1）危急重病（症）　突发昏厥、昏迷，高热，严重创伤及烧伤，药物中毒，呼吸困难，心搏骤停，各种急腹症（肝破裂、脾破裂、胃肠穿孔、阑尾穿孔、急性坏死性胰腺炎、急性弥漫性腹膜炎等）。西医在急救方面颇有优势。

（2）细菌感染性疾病 如急性呼吸道感染、创伤感染、泌尿系统感染、肠道传染性疾病等。自从现代医学发明青霉素、链霉素等抗生素以来，人类对细菌感染性疾病的治疗，在疗效上有一个跨越式的提高。目前，抗生素种类繁多，已能较好地治疗细菌感染性疾病。不过对于难治性细菌感染和慢性细菌感染，配合中医治疗则收效更佳。

（3）各种器质性疾病和器官功能衰竭 如通过X线、B超、CT、MRI及DSA等影像学检查，已发现肿瘤、结节、囊肿、增生、狭窄、梗死、骨折等器质性病变，则宜用西医治疗，尤其需要手术者。西医在外科手术方面有极大优势。各种器官功能衰竭，如心脏功能衰竭、慢性肾衰竭、肝衰竭等，宜用西医治疗。

（4）早中期肿瘤 早中期肿瘤，及时应用手术、化疗和放疗，有较好的疗效，有的患者甚至可以长期生存。如能配合中医治疗，则收效更佳。

（5）精神心理科疾病 精神分裂症、抑郁症宜在精神科专科诊治，如能配合中医治疗则收效更佳。

（6）内分泌及代谢性疾病 甲状腺功能亢进、糖尿病（尤其是1型糖尿病）、痛风，应以西医治疗为主，可辅以中医治疗。

（7）风湿免疫科疾病 如类风湿关节炎、系统性红斑狼疮、干燥综合征、强直性脊柱炎等风湿免疫科疾病，西医在控制症状方面有优势，中医则通过调整免疫系统功能达到治本的目的，所以急性期以西医治疗为主，缓解期则宜用中医药改善体质，调整免疫系统功能。

（8）传染病的预防 西医在传染病的预防方面成绩斐然，已使天花、霍乱等烈性传染病得以彻底控制。疫苗是现代医学预防各种传染病的利器。对传染病的预防，西医学已是绝对的主流。对传染病的治疗，中西医结合较有优势。

（9）其他 先天性疾病，以西医治疗为主，可辅以中医改善症状和身体状态。遗传性疾病，大多数都没有太好的治疗手段。先天性疾病和遗传性疾病，重在预防，比如做好优生优育。老年性疾病，如高血压病、糖尿病、冠状动脉粥样硬化性心脏病、脑卒中等，往往病情复杂，有器质性病变者尤需以西医治疗为主。大部分牙齿的疾病，适合口腔科治疗，中医药则通过改善全身的状态，减少牙病的发生。另外，传统中医大多都是通过口服途径给药，因此对于不能口服给药的患者，一般宜西医治疗。